Roberto G. Salvadori

IL DOLORE
E LA SUA STORIA

Arezzo, 1999-2003

INTRODUZIONE 2024

Io e Salvadori, in tempi ben lontani e per ragioni ben diverse, abbiamo condiviso un'infanzia molto simile, ovvero un'infanzia trascorsa per la maggior parte negli ospedali italiani. Salvadori, rio destino, ci ha speso anche molti anni della sua maturità.

Quando l'ospedale per te smette di essere un qualsiasi edificio della città od anche un luogo dove passar qualche visita ed inizia ad essere casa, lo sguardo che ti vien fatto di gettare sui suoi interni, sulle sue dinamiche e sui suoi abitanti, cambia completamente, ovvio.

Ci son cose che appaiono piccole al fruitore occasionale o tanto più al parente in visita, che iniziano ad assumere un aspetto cruciale, imprescindibile. *Gutta cavat lapidem* e se invece che di una goccia si tratta di un dolorino, può addirittura scavare le montagne della pazienza e della sopportazione umana.

Questo libro, come tutte le ricerche di Salvadori su questo aspetto dell'esistenza, nasce proprio da questo: la voglia di far notare che la goccia scava la pietra, che l'apparentemente irrilevante è molto rilevante, ne va della qualità della vita e della stessa vivibilità, se non del senso almeno del gusto della vita.

Ho voluto cambiare il titolo da "Il dolore e la sua storia" a "La storia del dolore: come spiegarlo, come combatterlo" per una banale ragione di indicizzazione: il volume originale era stato pensato per la stampa e diffusione gratuita al personale ospedaliero mentre questa edizione è pensata per il lettore interessato che ne acquista una copia quindi urgeva rendere il titolo magari meno poetico ma più chiaro sul contenuto del volume di modo che non lo compri chi non è interessato e, viceversa, chi è interessato a leggerlo capisca che il contenuto è proprio quello che fa per lui.

Credo che questo, insieme ad "Auschwitz: perché?" sia uno dei due volumi centrali del pensiero di Salvadori, uno di quelli a cui più teneva e su cui ha più lavorato anche nei salotti e nella corrispondenza telematica e non. Era un tema che gli premeva molto.

E come dargli torto?

Non si vede davvero per quale strana ragione si debba soffrire quando e se questo può essere evitato con un briciolo di premura ed empatia in più.

Guido Giacomo Gattai

NOTA INTRODUTTIVA

Questo saggio è nato come contributo alla trattazione del tema *Storia dell'anestesia e dei farmaci*, scelto dalla "Azienda Unità Sanitaria Locale 8", di Arezzo per la «X Settimana nazionale della cultura scientifica», promossa dal Ministero dell'Università e della Ricerca Scientifica, nell'anno 2000.

L'approccio all'argomento era di natura storica e teorica, ma aveva finalità concrete. In primo luogo quella – di carattere generale – di attrarre l'attenzione, tanto dei medici che dei pazienti, sulle possibilità che oggi si offrono per una terapia del dolore sempre più efficace e sempre più estesa e di accrescere, quindi, tanto negli uni che negli altri, una sensibilità per il problema tale che, in ogni circostanza in cui si presenta dolore, ci si prospettasse la possibilità di un intervento volto ad attenuarlo od a eliminarlo.

Il bersaglio era (ed è) il dolore *inutile*, comunque esso si presenti, nelle sue forme acute o croniche, in un normale decorso post-operatorio o in una patologia oncologica nella sua fase terminale. "Inutile", ossia che può essere combattuto senza che la patologia che lo genera ne sia aggravata e, nel contempo, non dimenticando mai che il dolore stesso è non infrequentemente una patologia o un coadiuvante della patologia in atto.

La convinzione era (ed è) che gli interventi antalgici richiedono – come ogni altro atto medico e forse anche più di ogni altro atto medico, non foss'altro per il ruolo che vi svolgono i fattori psicologici – un rapporto stretto fra il medico curante e il malato. Non solo gli interventi devono essere *mirati* (quel certo analgesico, in quelle certi dosi, di quella certa durata, per quel certo paziente che soffre di quella certa malattia), ma debbono scaturire da un colloquio continuato tra l'uno e l'altro, in relazione al miglior intendimento del *consenso informato*. Deliberare insieme anche per superare i rispettivi timori, derivati, talvolta, semplicemente da pregiudizi. Si sa che il medico ha spesso delle remore a somministrare della morfina, ma il malato ne ha, altrettanto spesso, delle proprie che lo conducono a rifiutarla o a diffidarne, a considerarla con preoccupazione. Occorre esaminare quali di queste *ombre* hanno un fondamento e quali non lo hanno, e questo esame deve essere condotto *insieme*, fermo restando che la decisione ultima spetta a colui che è più direttamente interessato, e cioè al paziente.

Tutti i presidi sanitari sono chiamati in causa: gli ospedali civili, le cliniche private, gli ambulatori, ecc., i medici ospedalieri, quelli delle cliniche universitarie, i medici "di famiglia", il personale infermieristico... ma questo coinvolgimento globale non può avvenire senza il concorso degli utenti potenziali o di fatto. Tutti sono chiamati a collaborare per creare una nuova cultura della terapia del dolore.

Il problema è di grande attualità. Sull'argomento i convegni si succedono ai convegni e le pubblicazioni, molte delle quali validissime, non si contano più. C'è un interessamento costante del Ministero della Salute (soprattutto per quel che riguarda il settore delle «cure palliative»). Sono coinvolte le amministrazioni sanitarie regionali e le aziende sanitarie locali, chiamate ad affrontare, le une e le altre, anche a questo riguardo, difficoltà organizzative (e finanziarie) non facili. La Regione Toscana compie un'opera di continuo aggiornamento dell'informazione sui farmaci antidolorifici disponibili e sulle modalità della loro somministrazione. Da ogni parte si sollecita un uso più ampio degli oppiacei, in rispondenza alle attuali cognizioni scientifiche. La stampa e i *mass-media* in genere insistono sull'argomento. L'opinione pubblica ha maggiori cognizioni, oggi, rispetto a quello che avveniva in un passato ancor recente, della natura del dibattito.

Eppure il cammino da fare è ancora molto. Occorre organizzare corsi di formazione (o anche di semplice informazione e aggiornamento) per operatori sanitari. Occorre riorganizzare, nei singoli presidi ospedalieri, i servizi di terapia del dolore e anche quelli di anestesia e di rianimazione, in modo che possano stabilire una comunicazione continua e diretta tra loro e con gli altri reparti. Occorre che le cartelle cliniche ospitino anche annotazioni sul dolore e sulla sua misurazione. Occorre che per le fasi terminali della malattie più gravi (tra cui, certamente, sono da comprendere quelle oncologiche, che non sono tuttavia le sole), venga studiato un complesso di soluzioni differenziate a seconda della condizione esistenziale del malato. Occorre che, in presenza del dolore (di qualsiasi dolore) ci si domandi sempre: che cosa si può fare? Occorre riportare il dolore alle sue funzioni determinanti di sintomo, di campanello d'allarme, da non sopprimere precipitosamente, da *rispettare* fintanto che la diagnosi sia sufficientemente certa (e anche in questo caso, senza farne un tabù assoluto).

Questo saggio non dà risposte specifiche a queste domande che sono di competenza del sapere medico. Scritto da un non-medico, da un cittadino tra i cittadini, ha solo intenti propedeutici: quello di mostrare la molteplicità di aspetti, alcuni dei quali insospettati, che caratterizzano il fenomeno del dolore; quello di sottolineare quanto faticoso e tortuoso sia stato il cammino percorso per combatterlo (e lo sia anche oggi in dipendenza del fatto che la medicina è, ineliminabilmente, una scienza empirica e sperimentale); quello di fornire uno strumento conoscitivo che comprovi la larga e profonda dipendenza del dolore, tanto quello fisico che quello psichico, non sempre facilmente distinguibili tra loro, da una cultura *di fondo*, assai radicata, che ha condotto a elaborare teorie esplicative del dolore e della sofferenza, non sempre conciliabili tra loro e da cui tutti quanti – medici e non-medici – siamo *contagiati*. La medicina non è e non può essere separata né dalla sua storia né dalla sua riflessione su sé stessa, ovvero dalla sua filosofia.

L'ambizione o la speranza maggiore, tuttavia, resta quella di fornire una sollecitazione ulteriore a trovare soluzioni pratiche, concrete. Nei tre anni trascorsi dall'occasione che ha dato luogo a questo saggio, l'impegno, ad Arezzo (e altrove), sul *fronte del dolore* si è intensificato. Molti interrogativi sono stati posti con forza; alcuni di essi hanno cominciato a ricevere risposta, o almeno tentativi di risposta. Ad esempio, giungere a un *ospedale "senza dolore"* si è rivelato un traguardo difficile, ma non impossibile e altrettanto si può dire per il fondamentale coinvolgimento *in toto* dei medici di famiglia.

Non vi è dubbio che la maturazione ulteriore delle coscienze su questi argomenti costituisca uno dei traguardi più importanti tra quelli che possa proporsi una società che voglia definirsi civile.

Roberto G. Salvadori

Arezzo, giugno 2003

Alla memoria di Roberto Magari

Divinum opus est sedare dolorem
(Ippocrate)

Ho parlato a una capra,
Era sola sul prato, era legata.
Sazia d'erba, bagnata
dalla pioggia, belava.
Quell'uguale belato era fraterno
al mio dolore, Ed io risposi, prima
per celia, poi perché il dolore è eterno,
ha una voce e non varia.
Questa voce sentiva
gemere in una capra solitaria.
      In una capra dal viso semita
      sentivo querelarsi ogni altro male,
      ogni altra vita.

(Umberto Saba)

[Citato anche in *Giobbe* (trad. e commento di Gianfranco Ravasi),
Roma, Borla 1991 (terza ed.), pp. 108-109]

IL DOLORE – CENNI STORICI

Premessa

La storia del dolore ha due diramazioni: da un lato tocca il modo con il quale attraverso il tempo e attraverso i luoghi, è stata concepita e *spiegata* la presenza del dolore nell'esperienza umana (e, più in generale, degli esseri viventi), dall'altra prende in considerazione il modo con il quale il dolore stesso è stato combattuto, fermo restando che per cercare di vincerlo occorre conoscerlo, sempre meglio, sempre più approfonditamente.

Altre classificazioni sono possibili e lecite. Ma queste appaiono le principali. Hanno percorso la prima via le religioni (e le teologie che vi sono connesse) e le filosofie, o almeno *certe* filosofie. Hanno percorso la seconda le scienze e, in particolare, la fisiologia soprattutto nella sua specificazione di studio del sistema nervoso.

Naturalmente fra i due aspetti intercorrono, dei rapporti; ci sono senza dubbio reciproche influenze, anche molto importanti o addirittura determinanti. I diversi modi di intendere il dolore creano, ognuno, all'interno di una certa comunità umana, la propria *cultura* del dolore,[1]

---

1 *La douleur est bien en effet une construction culturelle et sociale: elle n'a pas la même signification à toutes les*

alle cui manifestazioni si reagisce in modo molto vario (o, in alcuni casi, addirittura non si reagisce). Viceversa e corrispondentemente fenomeni particolarmente imponenti che danno origine a patimenti gravi in un numero elevato di persone (un'epidemia, una guerra, un terremoto...), provocano ulteriori riflessioni, volte a penetrare il *significato* del dolore. Tuttavia si ha l'impressione che le concezioni del dolore costituiscano delle variazioni sul tema dalle origini ai giorni nostri e rimangano ciascuna nel proprio ordine senza fare reali progressi, mentre l'incremento delle nostre conoscenze neurofisiologiche, biologiche e anche psicologiche è semplicemente straordinario, ciò che accentua le distanze fra l'uno e l'altro piano, senza interromperne le connessioni.

È evidente che la trattazione del dolore confluisce nella storia della medicina, anche se, per il vero, per lunghissimo tempo la medicina si è occupata assai più della cura delle malattie (diagnosi, terapia, clinica, ecc.) che non del dolore in quanto tale. Quest'ultimo è stato considerato a lungo soltanto come un sintomo o una conseguenza, utile e inevitabile al tempo stesso, di una patologia. Solo in tempi molto recenti il dolore fisico ha avuto un suo *statuto* ed è stato studiato anche sotto il profilo di una condizione morbosa in sé.

Lo *scandalo* del dolore, la sua *assurdità*

époques et dans toutes les civilisantions [...]. – Roseline REY, *Histoire de la douler*, Paris; la Découvert 2000, p. 6.

smisurata e insondabile, anche se presenti nella coscienza umana fin dalle sue più remote origini, emergono soltanto in tempi relativamente recenti. Si può, azzardando un po', dare anche un'indicazione più precisa: non più di due secoli e mezzo fa, quando il terremoto che colpì Lisbona (1755), con le sue migliaia di morti, contribuì in modo determinante a porre il problema di una spiegazione della sofferenza (e del male).[2] Il punto di approdo (che diviene poi, a sua volta, di partenza) è Auschwitz, come simbolo di pene di tutt'altra origine, ma talmente insostenibili e ingiustificabili che si stenta a definirle o anche semplicemente a intuirle. Sofferenze che toccano ai singoli e a intere collettività, a milioni di individui e che richiamano alla mente altri momenti deliranti della storia dell'umanità (il genocidio degli indios americani, quello degli armeni all'inizio del nostro secolo, la ferocia degli scontri tribali in Africa, ecc.).

La medicina, l'algologia, la neurofisiologia, ecc. non sono chiamate a rispondere alle domande, esistenziali e metafisiche, che sono alla radice della questione del dolore, né debbono esserlo. Il loro compito è quello di chiarire i processi del dolore fisico e mentale, studiarne le cause prossime, per usare un linguaggio aristotelico, non quelle *prime* o *ultime*. A questo riguardo rivestono un'importanza fondamentale: la distinzione, divenuta sempre più precisa, tra dolore acuto e dolore cronico;[3] la convinzione sempre più diffusa secondo la

---

2   R.REY (o.c., p. 109) parla di *laïcisation de la douleur*, avvenuta nel XVIII secolo.

3   Alcuni autori aggiungono altre distinzioni: *Il dolore è*

quale il dolore deve essere, in certi casi, valutato e combattuto come fenomeno patologico a sé stante; la scoperta e l'affinamento degli anestetici, degli antalgici e degli psicofarmaci. Sono tutte acquisizioni che non hanno più di centocinquant'anni di vita (anche se, naturalmente, come avviene sempre nella ricerca scientifica, si possono rintracciare e si debbono segnalare preannunci e intuizioni felici che appartengono a periodi precedenti).

Il dolore è un'esperienza individuale, ma che appartiene con certezza a tutti gli animali dotati di sensibilità nervosa. Le eccezioni a questa regola sono pochissime e portano a conseguenze drammatiche: coloro che nascono privi di questa sensibilità sono comparabili a chi è privo del sistema immunologico, non reagiscono ai pericoli esterni, vanno incontro a gravi mutilazioni e muoiono nel giro di pochi anni.[4]

---

acuto o cronico, intermittente o remittente, idiopatico o simpatico, vero o immaginario, erratico, ambulante o fisso, generale o parziale, fisico o morale [...]: L. MOIRAGHI; M. TIENGO, *Il dolore fra scienza e filosofia: le radici teoriche di un'esperienza scientifica*, in "Associazione Italiana per lo Studio del Dolore", *XI Congresso Nazionale AISD, L'Aquila, 2-4 giugno 1988*, Napoli, Casa Editrice "L'Antologia" 1988, pp. 14-15.

4   R. REY (o.c., p. 323) nota: *L'utilité de la douleur comme signal d'alarme prend dans la théorie darwinienne une signification particulière, puisque les individus qui en serait privés ne seraient pas avertis des menaces venues du monde extérieur et seraient alors la proie facile des leurs aggresseurs.*

L'individualità e la soggettività dell'esperienza del dolore sono assolute. Io soffro e sono testimone, oltre che protagonista, di questa mia sofferenza, ma non ho le prove che gli altri soffrano (né che soffrano allo stesso modo e tanto meno per le stesse cause), nemmeno quando tutti quanti usiamo gli stessi termini per segnalare e descrivere la nostra sofferenza. Siamo in un caso simile a quello che interviene per le sensazioni in genere. Vedo il colore del cielo e dico che è azzurro, chi è accanto a me conferma e usa lo stesso aggettivo, ma né io né lui sappiamo se vediamo quel colore allo stesso modo.

La nostra convinzione che anche gli altri soffrano riposa interamente su un postulato non dimostrabile: il principio di analogia. Da un punto di vista somatico, biofisiologico gli uomini sono simili. Non uguali, quindi, ma nemmeno *troppo* differenti: è molto probabile, quindi, che se una puntura di spillo dà fastidio a me, la dia anche all'altro. Tuttavia le reazioni (ed è un fatto significativo) possono essere diverse. Io getto un grido, lui si limita a un'esclamazione.[5]

Si può simulare un dolore che non c'è, come si può dissimulare un dolore che c'è (almeno fino a un certo grado). Allo stesso modo di quello che avviene quando fingo di ascoltare una musica celestiale che gli altri non odono o di non sentire il richiamo di una voce sgradita.

---

5   *[...] il n'y a jamais deux douleurs exactement semblables [...]*, scrive R. REY (o.c., p. 9), ma, a onor del vero, nemmeno di questo possiamo essere troppo sicuri.

La *confutazione*, se ritenuta utile, di questi comportamenti non è facile.

Non sappiamo se a una maggiore complessità del sistema nervoso corrisponda una maggiore sensibilità al dolore. Certo, se un essere vivente è dotato di nocicettori (ossia di terminazioni nervose che segnalano un pericolo in termini di dolore) in numero superiore a quelli che si riscontrano in un altro essere vivente, potremmo pensare che le probabilità di avvertire sofferenza siano più grandi. Ma, anche in questo caso, poco o nulla possiamo dire sull'*intensità* del dolore: uno dei problemi ancora lontani da una soddisfacente soluzione intorno a questo argomento è la quantificazione del dolore (*se* la sofferenza è misurabile e, in caso affermativo, *in qual modo*).

L'evoluzione ha prodotto organismi sempre più sensibili? Un uomo soffre più di un gatto, un gatto più di una lucertola, una lucertola più di un insetto? Non mi pare che a queste domande, e altre simili, si sia in grado di rispondere in modo persuasivo.

Si è osservato, or ora, che il dolore ha una funzione utile, anzi indispensabile, ma vi sono dolori la cui intensità non si giustifica (un mal di denti può essere del tutto sproporzionato all'entità del pericolo da segnalare) e vi sono casi, in cui il dolore tace quando ci attenderemmo, invece, che dovesse parlare o addirittura gridare (un cancro che insorge sordamente, inavvertitamente). Inutile dire che questo è un vero e proprio paradosso, tale da creare interrogativi non lievi agli studiosi della fisiologia del dolore.

Il dolore ha varie nature; la sua fenomenologia è multiforme: c'è quello fisico, quello psichico, quello morale. All'interno di quello fisico i medici distinguono, appunto, tra dolore acuto e cronico. In quello psichico rientrano molte manifestazioni patologiche: l'angoscia, le sindromi depressive e quelle ossessive, le crisi di identità, la schizofrenia, ecc. Quello morale si incentra soprattutto sul senso di colpa, ma nel suo interno si possono collocare anche le pene d'amore, le ambizioni frustrate e, in generale, le passioni insoddisfatte. Tra l'una forma di dolore e l'altra si instaurano spesso delle connessioni evidenti, almeno nei loro effetti: un dolore fisico prolungato altera l'umore; un'afflizione dell'animo può favorire l'instaurarsi di condizioni patologiche tangibili; viene *somatizzata*, come si dice.

L'altro versante dell'analisi del dolore riguarda la sua *ragion d'essere*, ossia la difficoltà di individuarne una. Perché il dolore? A questa domanda tanto semplice, almeno nella sua apparenza, non si riesce a trovare risposte convincenti. Ne deriva il problema che, dal punto di vista filosofico o teologico, va sotto il nome di *teodicea*. Siamo obbligati ad entrare nel regno incerto della metafisica. La domanda, *se c'è Dio perché c'è il dolore?* va di pari passo con l'altra, *se c'è Dio perché c'è il male?* e si identifica con essa. E anche per il non credente la risposta è estremamente ardua.

Una storia del dolore non può soffermarsi sulla varietà di problemi ora elencati senza disperdersi. Deve cercare di cogliere il dolore nella sua prima approssimazione, come esperienza universale e incontestabile. Ma un cenno preliminare alla complessità dell'argomento serve per non illudersi di poter contenere il dolore entro una definizione semplice e univoca.[6]

---

[6] Di definizioni del dolore ne sono state tentate diverse. Milena RIPOLI (in *Medico e dolore. Aspetti attuali di Fisiopatologia e Terapia del dolore*, [Milano, Arti Grafiche Stefano Pinelli] 1985, p. 21], ad esempio, cita queste due: *meccanismo biologico di allarme che altera vivacemente lo stato di benessere dell'individuo e provoca una risposta comportamentale*; *percezione soggettiva individuale, modificata dal grado di attenzione, dagli stati emotivi e dall'influenza condizionante di esperienze passate.* Un linguaggio così impacciato testimonia da solo della difficoltà di dare una nozione chiara ed elementare del dolore. Meglio assai, allora, come fanno due vere e proprie autorità internazionali sul tema, Ronald MELZACK e Patrick WALL (*La sfida del dolore*, Padova, Piccin 1988) e tanti altri (tra cui Fausto BALDISSERA e Giovanni Maria PACE, nella loro opera *No al dolore*, Milano Feltrinelli 1980), avvicinarsi al concetto attraverso la descrizione delle sue manifestazioni in chiave neurofisiologica. – Oppure contentarsi della definizione che può dare un buon vocabolario. Quello della Treccani, distingue due accezioni: 1. *Qualunque sensazione soggettiva di sofferenza provocata da un male fisico*; 2. *Patimento dell'animo, strazio, sofferenza morale.* Sono spiegazioni "di partenza" soddisfacenti, anche se un po' tautologiche: *sofferenza*, infatti, è praticamente un sinonimo di dolore, anche se, in molti casi, indica lo *stato* di dolore (e di sopportazione che esso implica) piuttosto che il dolore in quanto tale. Ad ogni modo, a questo riguardo, è da ricordare chi si è soffermato sulla possibilità di distinguere tra dolore come *percezione* e la sofferenza come *emozione*: cfr. Mario TIENGO, *Recenti acquisizioni sulla terapia del dolore*, in *Atti del 5° incontro oncologico dell'ospedale Luigi Sacco sul tema: Dolore e sofferenza nel malato tumorale, Milano, 24 marzo 1983* (a cura del prof. Fulvio Giongo), Cusano Milanino, Arti Grafiche Colombo 1984, pp. 16-17.

L'*Enciclopedia Britannica* offre questa soluzione: *Il dolore è un'esperienza specifica sensoriale trasmessa da strutture nervose distinte da quelle che trasmettono altre sensazioni, come il tatto o la pressione.*

Una quindicina di anni fa un "Comitato per la tassonomia", nominato appositamente dalla Associazione Internazionale per lo Studio del Dolore ha proposto questa definizione: *una sensazione spiacevole ed una*

La concezione del dolore nei tempi remoti.

I precursori della neurofisiologia e degli antidolorifici.

Non esistono, ch'io sappia, storie delle concezioni del dolore organiche e specifiche, ma solo cenni sul tema, dispersi qua e là come premessa a testi dedicati soprattutto alla fisiopatologia e alla terapia del dolore nei loro termini attuali.[7] Come si è detto la storia del dolore, in realtà, è considerata – e anche giustamente – una parte integrante della storia della medicina, in cui si risolve (e talvolta si dissolve).

È del tutto legittimo pensare che il dolore accompagni l'uomo e gran parte degli altri animali fin da quando l'uno e gli altri sono apparsi sulla Terra. E il fenomeno avrà sollevato inquietudini e interrogativi, dei

---

esperienza emotiva associata con un danno fisico attuale o potenziale o descritta in termini di tale danno. Cfr.: P. PROCACCI; A. ZAMPONI, *Fisiologia e fisiopatologia del dolore*, in "Ordine dei farmacisti della Provincia di Firenze", *VII° Corso di aggiornamento professionale. La terapia del dolore*, Firenze, s.l. 1985, p. 5.

7 Fa eccezione l'importante ricostruzione delle vicende del dolore attraverso il tempo di Gualtiero BELLUCCI, *Storia ed evoluzione dell'analgesia*, in *Trattato enciclopedico di anestesiologia, rianimazione e terapia intensiva*, vol. II: *Anestesiologia generale*, Padova, Piccin 1990, fasc. II, 1.
Un'altra importante eccezione, quasi contemporanea (la prima edizione risale al 1993) è costituita dal saggio di Roselyne Rey, già citato, anche se rivolto soprattutto all'ambito francese e anche se limitato, cronologicamente, al periodo moderno e contemporaneo.

quali, però, non è rimasta traccia.

Per un lunghissimo tempo i tentativi di dare una qualche spiegazione del dolore sono stati quelli compiuti da un intreccio inestricabile di religione, filosofia e scienza. Ma è bene avvertire subito che questi termini sono da prendere con grande cautela. La religione dei tempi lontani fa tutt'uno con la magia ed è impregnata di superstizione; la filosofia, che la segue a distanza più che notevole, si risolve in una riflessione le cui generiche tendenze laiche e razionaliste stentano spesso a distinguersi da credenze acritiche e la scienza non è nulla più che osservazione empirica assai disordinata in cui molte volte è impossibile distinguere il grano dal loglio.

L'intreccio delle origini si presenta continuamente, almeno al grado dell'esperienza quotidiana, anche oggi, nonostante l'intervenuta distinzione fra religione, filosofia e scienza. Dinanzi alle malattie l'uomo medio della cultura occidentale oscilla tra l'appello all'intervento divino e il ricorso alla medicina fondata su basi scientifiche. Il più delle volte si rivolge all'uno e all'altra, soprattutto nei casi più preoccupanti. Ringrazia contemporaneamente la misericordia di Dio e il bravo chirurgo, più o meno allo stesso modo, in caso di esito favorevole. Questa integrazione - non priva di aspetti paradossali o addirittura contraddittori - di irrazionalità e di razionalità, è tipica di tutte le civiltà antiche, da quella egizia a quella latina, da quella assiro-babilonese a quella ebraica, ecc. La malattia proviene da Dio (entità che viene – si capisce – variamente concepita; i portatori del male possono essere, ad esempio, dei dèmoni, delle divinità malvagie che agiscono indipendentemente da quelle buone o con il loro assenso dato per motivi diversi). Perciò il medico, solitamente, è anche stregone e viceversa. La pozione che somministra non avrà l'effetto sperato se non è accompagnata o preceduta da qualche pratica magica. Nella nostra società, invece, è intervenuta una netta separazione dei ruoli: al prete è affidato il rituale propiziatorio, al medico la terapia concreta.

Ne deriva che una storia del dolore è obbligata a muoversi su due piani, ora in contatto stretto l'uno all'altro e ora separati fino all'antagonismo: quello *fisico* e quello *metafisico*, entrambi, ad ogni modo, irrinunciabili. Il piano fisico si divide, a sua volta, in due regioni contigue che comprendono rispettivamente la nascita e lo sviluppo delle conoscenze neurofisiologiche e la lunga strada percorsa per arrivare alla somministrazione di speciali sostanze (droghe) con lo scopo di ottenere l'eliminazione o l'attenuazione di uno stato di dolore (anestesia, antalgia, ecc.).

Dall'altro lato la trattazione del tema del dolore rinvia ancora oggi a domande generali, molto impegnative e inquietanti, di tono filosofico (o teologico) che non possono essere facilmente eluse e che, almeno in parte, sorgono proprio sul terreno neurofisiologico.

Il dolore, lo supponiamo con ragionevole certezza, è antico quanto l'uomo. Non siamo altrettanto sicuri che anche i sentimenti religiosi e le credenze magiche che sono sorti sul suo terreno abbiano la stessa età. Potrebbero essere nati in epoca relativamente più recente. La questione, controversa, può essere accantonata, in questa sede, anche se è manifestamente importante per altri aspetti. Rimane stabilito che le prime riflessioni sul dolore di cui abbiamo qualche notizia documentata, appartengono alla sfera religiosa. Poiché le antiche religioni sono spesso difficilmente databili e presentano caratteristiche che attraversano i tempi, pur presentando modificazioni sensibili, non è possibile seguire una cronologia rigorosa.

John J. Bonica – che è uno dei più autorevoli studiosi dell'argomento e direttore del *Pain Center* dell'Università di Washington – sostiene che presso i popoli preistorici si riteneva che il dolore fosse provocato da un oggetto entrato nel corpo, da estrarre.[8] Non documenta, però, la sua affermazione che rimane un po' generica. Quali popoli preistorici? Di quale epoca? È incontestabile che, soprattutto nel periodo neolitico, venivano praticate trapanazioni del cranio, ma non sappiamo esattamente per quale intento, anche se non possiamo escludere che si fosse alla ricerca di *qualcosa* che vi era contenuto.[9]

---

8 Cfr.: John J. BONICA, *Il dolore*, Roma, Antonio Delfino 1983, p. 2. – Il testo del Bonica è uno dei pochi che contenga qualche indicazione storia sul dolore e sul suo modo di concepirlo.

9 Sulla difficile spiegazione di queste operazioni cfr. Giovanni MACONI, *Storia della medicina e della chirurgia*, Milano, Casa Editrice Ambrosiana 1991, p. 7.

Attraverso le pitture delle caverne, presenti in più regioni europee e in particolare in Spagna e in Francia, tipiche del paleolitico superiore (che occupa un intervallo di tempo che va, all'incirca, dal 40.000 al 10.000 a.c.) sappiamo che i popoli dell'epoca, nomadi dediti alla caccia, alla pesca, alla raccolta, erano fortemente

---

Félix REGNAULT (in *La paléopathologie et la médecine dans la préhistoire*, in *Histoire générale de la médicine, de la pharmacie, de l'art dentaire et de l'art vétérinaire*, Parsi, Albin Michel 1936, vol. I, pp. 34-36), sostiene che *ils pensaient le plus souvent faire sortir par le trou pratiqué le méchant esprit, le démon qui causait le mal*. Aggiunge, tuttavia, che la trapanazione veniva praticata anche sui cadaveri e quindi, in tal caso, senza finalità terapeutiche. Knut HAEGER (*Storia illustrata della chirurgia*, Roma Il Pensiero Scientifico Editore 1989, p. 12) conferma, per conto suo il reperimento di crani trapanati appartenenti al 3000 a.C. e mette in rilievo che i processi cicatriziali evidenti nel tessuto osseo interessato, dimostrano che alcuni pazienti sopravvivevano all'intervento e annota (p. 16): *È probabile che i nostri progenitori avessero una tolleranza al dolore superiore alla nostra.* Douglas GUTHRIE (*Storia della medicina*, Milano, Feltrinelli 1967, p. 24) ricorda che in alcune isole del Pacifico meridionale le trapanazioni del cranio erano praticate, fino a poco tempo fa, come rimedio contro l'epilessia, le cefalee e la pazzia. Le popolazioni della Nuova Irlanda (isola a nord della Nuova Guinea) credevano, invece, che la trapanazione subita in gioventù favorisse la longevità.

G. MACONI (o.c., pp. 8-9) ricorda che sui crani preistorici (soprattutto su quelli appartenenti a individui di sesso femminile si incontrano anche cicatrici da ustione a forma di T: *sembra venissero praticate più per scopi magico-religiosi che terapeutici.*

animisti, e praticavano rituali magici in cui gli animali, loro prede, avevano gran parte. La caccia era un'attività pericolosa che procurava certamente disagi e ferite e, quindi, dolore. Ma ignoriamo se al dolore venisse attribuito un significato e se ne venissero tentate spiegazioni.

Quella riportata dal Bonica è dunque una notizia malcerta nella sua attribuzione, ma non priva di attendibilità. Presso gli aborigeni australiani (che, ovviamente, non possono essere confusi con gli uomini preistorici, ma che si caratterizzano per la loro relativa staticità culturale) lo stregone inserisce nel suo cerimoniale l'estrazione dal malato di un oggetto immaginario: un cristallo, una pietra.[10] Gli sciamani dei pellerossa californiani attribuivano la causa delle infermità a certe sostanze materiali che erano penetrate nel corpo e che venivano indicate con una parola locale che è stata tradotta con il nostro termine *dolore*.[11] Probabilmente un'indagine più accurata porterebbe a moltiplicare esempi del genere.

L'impressione che il dolore provenga *dal di fuori*, sia ascrivibile a qualcosa di esterno e in qualche misura di innaturale è presente anche nelle nostre culture. Sappiamo, ad esempio, che, durante una delle Crociate, a una donna affetta da disturbi mentali vengono prima

---

10 Serghej TOKAREV, *Le religioni del mondo antico dai primitivi ai celti*, Milano, Teti 1981, p. 60.

11 Cfr. S. TOKAREV, o.c., p. 128.

tagliati i capelli e poi praticata un'incisione a forma di croce sulla testa per mettere il cranio allo scoperto e consentire al diavolo, che si supponeva vi fosse ospitato, di uscire.[12] È noto un quadro di Hyeronimus Bosch (XV sec.), *La cura della follia*, in cui è raffigurato, con intenti satirici, un medico che estrae un tulipano palustre dalla testa di un paziente, intervento legato alla credenza popolare che l'alienazione mentale dipendesse dalla presenza nella testa di una pietra. La scritta, in fiammingo, che contorna il quadro dice, infatti: *Meester snyt die Keye ras / Myne name is lubbert das*, ossia, *Maestro, cava fuori le pietre (della follia), il mio nome è sempliciotto*. Ancora un secolo più tardi Bruegel il vecchio dipingeva un quadro (conservato ora nel museo di Budapest) in cui erano ben quattro i folli sottoposti alla stessa operazione. E, in proposito, si può ricordare anche un precedente: tra le illustrazioni della *Anathomia* di Guido da Vigevano (prima metà del XIV secolo) ve ne è una che raffigura una persona (ed è ovvio supporre che si tratti di un medico o di un chirurgo) intenta a incidere con un mazzuolo e uno scalpello il cranio rasato di una donna in piedi.[13]

C'è da chiedersi se l'espulsione liberatoria dei calcoli, in alcune forme di litiasi, non sia alle origini di queste pratiche, le quali, per altro, fanno parte di un diffuso convincimento, presente a livello popolare negli

---

12 Cfr. Ralph H. MAJOR, *Storia della medicina*, Firenze, Sansoni 1959, p. 242.

13 L'illustrazione è riportata in G. MACONI, o.c.

uomini di tutti i tempi e di tutti i luoghi, e secondo il quale molte patologie sono la conseguenza di un'operazione misteriosa e perversa, di una fattura che introduce il male dall'esterno nel paziente.

Queste considerazioni possono essere generalizzate ed estese alla convinzione molto diffusa presso popolazioni diverse che lo stato patologico sia provocato dall'intrusione in un corpo sano di un principio maligno, di uno spirito demoniaco (non necessariamente materiale, quindi) che insinua la malattia nelle viscere della sua vittima, oppure è egli stesso la fonte dei suoi disturbi. In quest'ultimo caso si ricorre agli esorcismi; altrimenti ci si avvale di preghiere, invocazioni, scongiuri, sacrifici o si mettono in atto particolari rituali. Del resto le molteplici funzioni escretorie e secretorie del corpo umano danno l'impressione, già allo stato fisiologico, di essere rivolte ad atti liberatori e purificatori e non per nulla la medicina, anche la più aulica e accademica, si avvierà, in certi luoghi e in certe epoche, all'uso dei salassi, dei clisteri, dei purganti, dei cataplasmi che favoriscono l'espettorazione, quasi con l'intento di svuotare il paziente di tutto ciò che di nocivo, di marcio, ha nel suo interno. I medici irrisi da Molière sembrano non avere altro fine.

È stata avanzata un'ipotesi (che si connette all'argomento), secondo la quale l'impiego di sostanze nauseabonde o ripugnanti, come il grasso di maiale, gli escrementi di cane, le feci e l'orina umane, così frequente nella farmacopea antica, avesse lo scopo di disgustare i demoni e indurli ad abbandonare le membra delle loro vittime.[14] Forse vi si aggiunge un intento punitivo del malato ritenuto, in qualche modo e anche in assenza di prove palesi, colpevole della propria malattia. La medicina ha da essere amara e più lo è, più è salutare. Il dolore si combatte con il dolore.

Naturalmente la paura della morte si accompagna strettamente alla paura del dolore. Anzi, quest'ultima non è che la conseguenza della prima. Il dolore è sempre visto come un preannuncio di morte, tanto più temibile quanto più la pena sofferta è acuta e continuata. Non vi è religione – credo – che non si occupi del tema della morte, che non cerchi di spiegarla e di esorcizzarla in qualche modo, generalmente negando che la morte terrena sia decisiva e rinviando a una vita dell'al di là, assai variamente concepita in sé e nei modi per raggiungerla. Anche le religioni, in cui la visione del mondo ultraterreno è debole e l'interesse è incentrato sulla vita di qua (ve ne sono molte, e tra queste l'ebraismo) contengono qualche accenno agli inferi, dove quasi sempre vengono collocati i morti, o, posteriormente, anche al paradiso.

La paura della morte – che è, in primo luogo, paura della cessazione della propria esistenza – molto spesso trascina con sé anche quella dei morti. Negli scavi che hanno portato alla luce resti ossei di uomini preistorici (sempre appartenenti al paleolitico superiore) si sono ritrovati scheletri composti in maniera tale da far

---

14 Cfr. R. H. MAJOR, o.c., p. 20.

sorgere la convinzione che gli estinti erano stati impacchettati (le gambe erano ripiegate sotto il corpo fino ad arrivare a raggiungere il mento, oppure sul petto erano state poste delle pesanti pietre): probabilmente si aveva timore che potessero riaffacciarsi alla vita.[15] Ancora oggi presso diverse popolazioni africane si ritrova la convinzione che i morti abbiano un atteggiamento negativo nei confronti dei vivi e li tormentino in qualche modo se non vengono pacificati con doni e preghiere. I peruviani credevano che i morti, se trascurati – e cioè privati delle offerte loro dovute – fossero causa di malattia.[16] Del resto la paura della morte, dei morti, dei sepolcri, ecc. è presente anche oggi nelle culture del mondo occidentale in varie forme.

Nemmeno su questo tema, tanto vasto e impegnativo, è possibile indugiare in questa breve trattazione, che mira a circoscrivere, quanto più sia possibile, la nozione di dolore. Mi limito semplicemente ad accennare che nella leggenda sumero-assira di Gilgamesh (riferibile alla prima metà del secondo millennio a.C.) una sua parte è dedicata all'angoscia dell'eroe dinanzi alla morte, angoscia resa più acuta dalla

---

15 Cfr. Raymond FURON, *Manuale di preistoria*, Torino, Einaudi 1961 (sec. ed.), pp. 235-238.

16 Cfr. Adalberto PAZZINI, *Storia della medicina*, vol. I: *Medicina primitiva*, Milano-Roma, Editoriale "Arte e storia" 1941, p. 99. L'A. annota che credenze del tutto simili si rintracciano presso gli antichi egiziani e presso i Caldei.

scomparsa del suo amico Enkidu. Ed è nella città di Nippur che è stata ritrovata, fra le tante, una tavoletta d'argilla, appartenente a un'epoca anteriore (2500 a.c.?), scritta in caratteri cuneiformi, sulla quale figura quella che sembra essere la prima invocazione contro la sofferenza di cui ci sia una testimonianza tangibile: il dolore ha afferrato il mio corpo; liberami o Dio dal dolore. E nella vicina Babilonia un'altra tavoletta contiene una sconcertante ricetta antidolorifica: il mal di schiena, il mal di capo e il male alle gambe provengono dai denti. Tu guarirai se ti estrarranno i denti.[17]

Più o meno contemporanea una preghiera che potremmo definire plurima, perché rivolta a più divinità distinte: O dea, madre degli uomini, dea Baou che preferisci l'incantesimo del cuore, dea Damou che consolidi gli arti spezzati, dea Damal-Shou-hal-bi, madre delle creature viventi, il mal di testa, il mal di denti, il mal di cuore, il tenesmo, il mal d'occhi, la perdita di forze, la paralisi delle articolazioni, cacciateli.[18] La pluralità delle divinità destinatarie si spiega con la persuasione, propria degli assiri-babilonesi, che ogni demone si

---

17 Per i riferimenti alle tavolette di Nippur e di Babilonia, cfr. G. BELLUCCI, *Tentativi umani nei secoli di lenire il dolore*, in *Convegno di Algologia. Corso di aggiornamento: Psicologia, Fisiopatologia e terapia del dolore – Cortona (AR), Palazzo Casali, 3-4 novembre 1984, Atti*, Cortona, Nuova tipografia sociale [1984?], pp. 11-12.

18 Citato in Georges CONTENAU, *Assyriens et Babyloniens*, in *Histoire* générale, ecc., cit., vol. I, p. 68.

specializzasse in una certa malattia.[19] Il primo compito del medico sarà, perciò, quello di individuare il demone da combattere. Questo compito, non facile, sarà risparmiato ai medici ebrei: Jahvé è l'unico a colpire i peccatori, anche con le malattie. Ugualmente per i musulmani è Allah che fa la malattia, ma è sempre lui e solo lui che la guarisce.[20]

Per gli assiro-babilonesi le malattie, infatti, hanno come loro causa prima lo sfavore degli dei, sfavore che,

---

19 A. PAZZINI (o.c., p. 151) riporta questo significativo testo assiro-babilonese: *Ashakku si attacca alla testa dell'uomo; Il cattivo Utukku si attacca alla nuca dell'uomo; Il cattivo Alu si attacca al petto dell'uomo; Il cattivo Gallu si attacca alla mano dell'uomo; Il cattivo Ekimmu si attacca al ventre dell'uomo; Il cattivo Dio si attacca al piede dell'uomo*. Tutti questi demoni fanno capo a Nergal, dio della distruzione. Credenze analoghe si riscontrano presso gli egizi, gli indiani, i greci, i romani e circolano anche nel medioevo cristiano. (ib.). Anche in Giappone, nell'epoca detta divina (preistoria-2° secolo a.C.) il Dio della medicina, Ja Kusi, *è coadiuvato dagli dei in sott'ordine [...] e accerchiato da una fitta schiera di spiriti malvagi, apportatori di morbi.* (Marco TRIDENTE, *Manuale di storia della medicina*, Città di Castello, Soc. Tip. Ed. Leonardo da Vinci 1948, p. 23).

20 Cfr. Julio SANJURJO D'ARELLANO, *Médecine arabe*, in *Histoire générale*, ecc., cit., p. 501. Tuttavia questo principio non è rigido; Maometto (che era anche un medico pratico) annovera tra i martiri i morti a causa di un'epidemia, o di annegamento, o in conseguenza di ustioni, i guerrieri caduti in battaglia e le donne morte in conseguenza del parto (ib. p. 501).

a sua volta, nelle sue motivazioni, si sottrae ad ogni spiegazione logica. Le divinità si possono irritare per le ragioni più diverse, per quello che l'uomo ha fatto, come per quello che non ha fatto. Fin da allora i disegni (se tali possono essere chiamati) di coloro che governano le sorti degli uomini vengono visti come misteriosi e indecifrabili. Il dolore è un enigma sarà una frase ripetuta ossessivamente fino ai nostri giorni. È stato fatto notare che il vocabolo accadico shertou sta a indicare, contemporaneamente, la collera del dio, il peccato e la sua punizione, una fusione che non permette più di stabilire ciò che viene prima e ciò che viene dopo, di distinguere tra la causa e l'effetto. E ancora più significativo è il titolo di un poema babilonese, Il giusto sofferente, che tratta delle tribolazioni immeritate di un uomo che verrà, poi, guarito dal dio della fertilità Mardouk.[21] Evidentemente nel suo autore erano sorti dubbi conturbanti sulla legittimità delle sofferenze degli innocenti inflitte per decreto divino: siamo a un'anticipazione del Giobbe biblico.

Tuttavia in queste culture figurano anche pratiche meno stravaganti di quelle finora citate e che costituiscono, anzi, i primi rudimentali tentativi antalgici, come, ad esempio, il ricorso alla neve per raffreddare la parte infiammata e dolente. Una tavoletta di argilla, proveniente da Nippur, databile al 2500 a.C., circa, contiene, a proposito della cura della carie dentaria,

---

21 Per queste annotazioni cfr. ancora G. COUTENAU, o.c., p. 56.

quello che viene considerato il primo accenno a una pratica di anestesia locale. Si introduceva, infatti, nella cavità del dente un cemento fatto con semi di giusquiamo e mastice di gomma per calmare il dolore. Nella biblioteca di Assurbanipal (VII sec. a.C.) si rinvengono più indicazioni per curare il mal di denti con applicazioni di senape, mandragora, papavero e cannabis. Dall'altro lato si era persuasi che la causa del dolore fosse da ritrovare nel rosicchiamento del dente da parte di un verme, contro il quale era pronto un incantesimo (convinzioni simili si ritrovano anche presso gli antichi egizi, in India e presso i Maya).[22]

Le origini dell'uso di alcune sostanze narcotiche e antidolorifiche si perdono nella notte dei tempi. In Mesopotamia, nell'antico Egitto, in India e via via in una molteplicità di culture gli effetti dell'oppio sono noti, quasi senz'altro al di là di ciò che è documentato.[23] Può avere

---

22 Cfr. R. H. MAJOR, o.c., p. 21.

23 Secondo alcuni le prime testimonianze risalgono al 4.000 a.C. e appartengono ai Babilonesi. Cfr. Giorgio RACAGNI; Carlo NOBILI; Mario TIENGO, *Farmaci nella terapia del dolore*, Milano, edi-ermes 1985, p. 206, e R. MELZACK; P. D. WALL, o.c., p. 219. Naturalmente questo non esclude che la conoscenza e l'uso dell'oppio fossero precedenti. Gli stessi autori annotano, poi, che in Egitto, verso il 2000 a.C. l'oppio veniva usato come sedativo per i bambini; in Grecia e a Roma come sonnifero, mentre gli Arabi, intorno al 1.000 d.C., ne misero in evidenza le proprietà antidiarroiche. Fu Paracelso (nel XVI sec.) a farne una tintura alcolica con il nome di laudano. Thomas Sydenham (1624-1689) vi

valore emblematico, al riguardo, l'espressione contenuta nella Bibbia: Immisit ergo Dominus Deus soporem in Adam; cumque obdormisset, tulit unam de costis ejus, et replevit carnem pro ea.[24] È un intervento chirurgico preceduto da anestesia totale, in piena regola. Non sappiamo a quale sostanza si facesse riferimento, ma

---

aggiunse zafferano, garofano e cannella e ne nacque il *laudano di Sydenham*. Il Settecento conobbe la *polvere di Dover*, dal nome di un capitano – Thomas Dover – che lo usò come calmante e sonnifero negli stati febbrili. Nel 1805, ad opera di un giovane farmacista tedesco, Friedrich Sertürner, fu isolata, all'interno dell'oppio, una sostanza a cui fu dato il nome di *morfium*, poi mutato in morfina in forza di una nuova nomenclatura chimica introdotta da Louis Joseph Gay Lussac. *Nel 1818 Wilhelm Meissner inventò il termine "alcaloide" per descrivere le sostanze di origine vegetale che reagivano come se fossero degli alcali.* (cfr. François CHASTE, *I farmaci*, in Mirko D. GRMEK, *Storia del pensiero medico occidentale: 3. Dall'età romantica alla medicina moderna*, Roma-Bari, Laterza 1998, p. 336). La morfina è la capostipite di una vera e propria dinastia (codeina, tabaina, papaverina, meperidina, nalorfina, nalossone, pentazocina, ecc.). Fra tutte queste varianti un posto di rilievo spettò alla diacetilmorfina, scoperta da Alder Wright nel 1874 e ribattezzata *eroina*, perché descritta come *farmaco eroico*, ritenuto più affidabile della morfina da Heinrich Dreser. (Cfr. F. CHASTE, ib.).

L'importanza dell'oppio nelle pratiche antalgiche è, ancora oggi, assolutamente centrale: *Entre tous les remèdes dont le Dieu tout-puissant [...] a fait présent aux hommes pour adoucir leurs maux, il n'en est pas de plus universel ni de plus efficace que l'opium [...]*: R. REY, o.c., p. 102.

non è irragionevole pensare all'oppio.

In Grecia, a partire dal IV sec. a.C., Hypnos, figlio della Notte e dell'Erebo, viene rappresentato in una statua la quale tiene in una mano un ramoscello di papavero con la sua cassula e con l'altra regge un recipiente colmo di liquido ipnotico.[25] Ed è assai interessante la notizia fornitaci da Plinio secondo la quale Andreas, medico privato di Tolomeo Filopatore (III sec. d.C.), prescriveva l'uso dell'oppio nella pratica oftalmica, come sedativo.[26] Saremmo dinanzi a un'anticipazione di migliaia di anni della tecnica di anestesia locale, introdotta nel 1884, dagli oculisti Koller e Bull, con l'impiego di cocaina per anestetizzare l'occhio a fini chirurgici.[27]

Ma non si tratta solo del Papaver somniferum. Nell'Odissea, Elena versa del nepente nel vino che Ulisse si accinge a bere.[28] E sono da aggiungere la

---

24 *Genesi*, II, 21.

25 Cfr. L. REUTTER DE ROSEMONT, *Histoire de la pharmacie à travers les âges,* Tome II, Paris, J. Peyronnet & C.ie Éditeurs 1931, p. 483.

26 Cfr. L. REUTTER DE ROSEMONT, ib.

27 Cfr. Michael J. COUSINS; Phillip O BRIDENBAUGH, *Il blocco nervoso in anestesia e nel trattamento del dolore*, Padova, Piccin Nova Libraria 1987, p. 4.

28 *Nepente* è vocabolo che in greco suona *ciò che toglie il dolore*. L'identificazione è incerta, l'ipotesi prevalente è quella della canapa indiana, ma vi è chi pensa all'oppio. Il

Cannabis indica, la mandragora, già citati, e poi ancora sostanze tossiche come il giusquiamo, lo stramonio o erba del diavolo (così detto perché produceva, come il colchico, visioni terrificanti), l'aconito che causava una morte apparente, la cicuta, la lattuga, alcuni funghi del tipo amanita, ecc.

Per placare il dolore si ricorreva anche ad altri accorgimenti. Presso le comunità primitive si praticano impacchi di alghe e di valeriana. I protosardi ricorrono al miele amaro. Gli assiri sanno che comprimendo i vasi del collo si possono produrre lipotimie di durata sufficiente per praticare una circoncisione (tecnica che sarà nota anche a Rufo di Efeso, a Giambattista Morgagni, ad Alessandro Benedetti). Coloro che sono afflitti dalla gotta vengono posti a contatto con la torpedine e con altri pesci elettrici. Gli egizi fanno uso della neve come refrigerante analgesico: una pratica che si riaffaccerà, di tanto in tanto, anche nei secoli successivi: Tommaso Bartolino, chirurgo del XVII sec., ad esempio, scriverà un trattato, *De nivis usu medico*, in cui affermerà *Nix affricata inducit stuporem* e, nello stesso secolo, Marco Aurelio Severino, si avvarrà di questo metodo. E forse anche la legatura stretta, con fasce o corde, dei tronchi

---

Bonica parla di *una mistura di vino e mandragora* (John J. BONICA, *Il dolore. Diagnosi-Prognosi-Terapia*, Milano, Casa ed. Vallardi 1959, p. 2). Il testo autorizza qualsiasi interpretazione: *Nel dolce / Vino, di cui bevean, farmaco infuse / Contrario al pianto e all'ira, e che l'oblio / Seco inducea d'ogni travaglio e cura* (Omero, *Odissea*, IV, 283 sgg., trad di I. Pindemonte).

sanguigni e nervosi, adottata dai chirurghi del XVI sec. (Alessandro Benedetti, Guido Guidi, Ambroise Paré) hanno dei lontani precedenti.[29]

Non si tarderà a fare delle misture, a combinare insieme più erbe, per ottenerne degli antalgici più efficaci (o presunti tali), in cui concorrono oli e alcoli, che sono alla radice della farmacopea antica e di quella medievale del XIII-XIV sec. Nicolaus Salernitanus, Cogho, Ugo di Lucca e suo figlio Teodorico escogitano, così, la spongia somnifera, o confectio soporis da somministrare per inalazione.[30] E molto prima (nel I sec. d.C.) il medico Andromaco di Creta aveva inventato la teriaca, un elettuario composto da 61 ingredienti con forte presenza di oppio, destinato a occupare un posto di primo piano, come panacea universale, nella farmacopea, almeno fino al XVIII sec. e della quale, poi, è stato detto: mai medicina che conteneva tante cose ne curò così poche.[31]

---

29 Per queste notizie cfr. G. BELLUCCI, *Storia ed evoluzione dell'analgesia*, cit., pp. 2-3 e 8-9. L'A. annota anche che il termine *narcosi* proviene dal greco *narké* che significa torpore, intorpidimento e, per traslato, anche il pesce che lo provoca, la torpedine.

30 Cfr. Fielding H. GARRISON, *An Introduction to the History of Medicine*, Philadelphia and London, W. B. Saunders Company 1922 (terza ed.), pp. 29-30. Lo stesso Garrison ricorda che preparati per addormentare negli interventi chirurgici sono citati anche dai Padri della Chiesa, Ilario (*De Trinitate*) e Origene (ib., pp. 142-143).

31 D. GUTHRIE, o.c., p. 78.

Gli egizi usavano a scopo terapeutico più di 500 sostanze.[32] Susruta, un grande medico indù, la cui vita offre gravi problemi di datazione (si oscilla tra il VI sec. a.C. e il VI sec. d.C.) elenca 760 piante medicinali, tra le quali l'oppio, il solanum, la cannabis e abbiamo testimonianza che fa uso di quest'ultima e del giusquiamo per provocare una certa insensibilità al dolore.[33] Dioscoride, vissuto nel I sec. d.C., non solo conosce l'uso dell'oppio e di altre sostanze ipnotiche, ma scrive che il vino di mandragora, somministrato anche per via rettale, viene da lui adoperato nelle persone insonni ed in quelle che soffrono molto od in quelle nelle quali si desidera produrre anestesia mentre vengono operate o cauterizzate: come fa osservare Ralph H. Major, siamo dinanzi alla nascita del concetto di anestesia.[34]

Interessanti sono anche i precedenti di quelli che oggi vengono chiamati metodi di contro-irritazione o anche analgesia per iperstimolazione, ossia, in definitiva, tecniche che procuravano un dolore per eliminarne o attenuarne uno più grande .[35] Fra queste si ricordano

---

32 Cfr. René FOURNIER-BÉGNIEZ, *Médecine des egyptiens*, in *Histoire générale*, ecc., cit., p. 89.

33 Cfr. R. H. MAJOR, o.c., pp. 58-59.

34 Cfr. R.H. MAJOR, o.c., p. 164. F.H. GARRISON precisa che Dioscoride nei suoi scritti raccomanda per tre volte, insieme alla cauterizzazione, l'impiego della mandragora a fini chirurgici, *per os* o mediante inalazione (o.c., p. 101).

35 Cfr. R. MELZACK; P.D. WALL, o.c., pp. 256-257, dai

l'uso delle coppette e il ricorso alla scarificazione. Il primo data dal IV sec. a.C. ed è documentato per Roma: si riscaldavano su carboni ardenti delle piccole coppe applicate poi alla parte dolorante; l'aria, raffreddandosi, creava parzialmente un vuoto in forza del quale la pelle veniva aspirata dentro la coppetta ed era resa, così, sensibile e dolorante. La scarificazione (in uso ancora oggi presso i popoli così detti primitivi anche per motivi rituali od estetici) consiste nel praticare dei tagli sulla pelle, solitamente tra loro paralleli, provocando lesioni anch'esse dolorose. Talvolta su queste ferite si incollavano ancora le coppette accrescendo la sofferenza.

Da ricordare che nella cura delle malattie gli indù praticavano anche la suggestione e l'ipnotismo, in appositi templi che ricordavano gli asclepiadei dell'occidente, in analogia con quello che avveniva a Babilonia, in Grecia e in Egitto, anticipando di decine di secoli le esperienze che, in proposito, verranno fatte anche in Europa.[36]

Anche in Cina si conoscono e si usano piante medicinali per fini antidolorifici. Huan T'o (II-III sec. d.C.) ricorreva a una polvere effervescente, probabilmente ottenuta con la cannabis per produrre effetti anestetici. Dopo di lui furono usati, allo stesso fine, anche la Datura alba, il Rhododendron sinense, il Gelsenium e

---

quali desumiamo queste notizie.

36 Cfr. R. H. MAJOR, o.c., p. 62.

l'Aconitus.[37] Si fa ricorso anche al massaggio e alla moxa o moxibustione. Quest'ultima consiste nel far bruciare coni, composti con polvere compressa di foglie di Artemisia vulgaris, in corrispondenza di certi punti prestabiliti dell'epidermide. Se il cono viene mantenuto a una certa distanza si genera una sensazione calorica piacevole. Se il cono viene avvicinato si provoca una vescicola da ustione, tanto fastidiosa da far passare in secondo piano il dolore che si vuol combattere.[38] Ma, naturalmente, il mezzo terapeutico per eccellenza della medicina cinese è l'agopuntura, ideata, secondo la tradizione, dall'imperatore Huang-Ti (2698-2598 a.C.).[39] Essa consiste nell'introduzione di aghi metallici caldi o freddi nel corpo in diversi punti. Gli aghi sono di argento, di oro, di bronzo, di rame, di acciaio o di ferro e possono essere fini, grossi, corti o lunghi. Lo scopo del procedimento è di pungere in certi definiti punti i dodici

---

37 Cfr. R. H. MAJOR, o.c., p. 81.

38 Cfr. K. HAEGER, o.c., p. 29. In Giappone la moxaterapia, proveniente dalla Cina attraverso la Corea, verrà introdotta nel 283 d.C. (Cfr. M. TRIDENTE, o.c., p. 24). – Alla *moxa* R. REY (o.c., pp. 165-166) dedica un paragrafo intitolato *Un moyen curatif dont le nom seul est devenu la terreur des malades*.

39 Secondo George SOULIÉ DE MORANT (*Chine et Japon*, in *Histoire générale*, ecc., cit., p. 532) l'agopuntura potrebbe risalire addirittura al neolitico. Sembra accertato, invece, che essa giunse in Giappone solo nel VI sec. d.C. (Cfr. M. TRIDENTE, o.c., p. 24).

ipotetici canali che contengono lo "Yang", l'elemento attivo o maschile, e lo "Yin", l'elemento passivo o femminile.[40] Si giungerà, così, a definire 365 punti significativi sul corpo umano e tanto la tecnica quanto la teoria dell'agopuntura andranno incontro, nel corso del tempo, a sviluppi e ramificazioni, alcune delle quali disancorate dai presupposti ideologici e metafisici che caratterizzano le origini.[41]

Questo elenco di escogitazioni analgesiche e anestetiche, nei più diversi paesi del mondo, può far pensare che allora la terapia del dolore ricevesse attenzione e fosse normalmente praticata. Non è così. È vero anzi il contrario. Con rarissime eccezioni le cure vengono praticate senza alcuna considerazione delle sofferenze del paziente e molto spesso addirittura con brutalità. È sufficiente l'esempio riportato da Sherwin B. Nuland sui metodi adottati per estrarre i calcoli renali, per rendersene conto: ai pazienti urlanti e ai quali veniva somministrato estratto di papavero o di mandragora per attenuarne leggermente il dolore venivano praticati buchi alla bell'e meglio tra le gambe divaricate. O nel corso dell'operazione o poco dopo, molti di loro morivano. Ad altri restavano fistole permanenti dalle quali scolava urina

---

40 R. H. MAJOR, o.c., p. 79. Cfr., anche: G. BELLUCCI, o.c., pp. 12-13.

41 Lo stesso MAJOR (o.c., ib.) informa che l'agopuntura giunse in Europa nel 1683 ad opera del chirurgo olandese Ten-Rhyne e ricorda che il suo paese di elezione fu poi la Francia.

infetta e maleodorante.[42]

I medici che mostrano qualche sensibilità al problema sono pochissimi. Fra questi Asclepiade, vissuto tra il II e il I sec. a.C., il quale aveva come sua divisa, per compiere i suoi interventi, tuto, celeriter, jucunde, un programma – per altro – che lo espose all'accusa di volersi rendere ben accetto ai clienti della buona società che a lui ricorrevano.[43] Dobbiamo lasciare passare più di sette secoli per incontrare un altro medico pensoso del dolore. Alessandro di Tralles scrive: L'arte medica non deve considerare come una legge quella di essere senza pietà, di sembrare indifferente al benessere dei malati e di mostrarsi privi di compassione, ignorando quanto sia dura la natura e quanto siano comuni le sofferenze. ... Vi esorto, contrariamente a quel che fa una moltitudine di medici, a cercare di non dare dei medicamenti senza ragionare sulle loro facoltà. ... Il medico istruito deve sforzarsi di essere di sollievo con tutti i mezzi, e far ricorso perfino ai sortilegi, oltre ai dettami del sapere e ai metodi dell'arte.[44] Fra coloro che evitavano gli interventi

---

42 Cfr. Sherwin B. NULAND, *I figli di Ippocrate. Storia della medicina dagli antichi greci ai trapianti d'organo*, Milano, Mondadori 1994, p. 34. La citazione è quasi testuale.

43 Cfr. Gilbert MÉDIONI, *Les empiriques*, in *Histoire générale*, ecc., cit. p. 32. Secondo il Bonica (o.c., p. 3) il primo cenno a una pratica antalgica si trova nel *De medicina* di Aulo Cornelio Celso (I sec. d.C.).

44 Riportato in Félix BRUNET, *Les médecins grecs depuis la morte de Galien jusqu'à la fin de l'Empire d'Orient*, in

dolorosi e violenti rientra, senza dubbio alcuno, anche il grande Ippocrate che non si stancava di ripetere che il primo compito del medico è quello di secondare la natura e al quale si attribuisce il detto Divinum opus est sedare dolorem. E, a questo riguardo, non si possono non condividere le parole di commento di R. H. Major: Se le successive generazioni avessero seguito questi precetti, i malati avrebbero fatto a meno di infinite non necessarie operazioni e di un enorme numero di nauseanti, disgustose, inefficienti e spesso non innocue medicine.[45] C'è solo da aggiungere che, per secoli, una buona parte dell'umanità ha servito da animale da esperimento, sia pure in maniera non deliberata, per una medicina crudele e impotente. La storia del dolore, per essere completa, dovrebbe comprendere anche le sofferenze generate dalla medicina stessa, o meglio da un disperato ed esasperato desiderio di guarire e di sconfiggere o di rinviare la morte.

Le conoscenze fisiologiche degli antichi erano incertissime. In grande maggioranza erano basate su ipotesi fantasiose. Forse si fa più presto a dire che la fisiologia, come scienza, non esisteva: non se ne aveva, né se ne poteva avere il concetto. Questo non impedisce che, come vedremo, ci siano delle anticipazioni luminose e di grande importanza, anche se spesso sepolte in un cumulo di nozioni false o cervellotiche.

Histoire générale, ecc., cit., p. 445.

45   R. H. MAJOR, o.c., p. 119.

Secondo quel che riferisce il Bonica, gli egiziani e i babilonesi ritenevano che il dolore, dovuto a un influsso degli dei, fosse percepito dal cuore e dai vasi sanguigni. Gli indù condividevano questa convinzione. Per i cinesi, - e l'abbiamo ricordato or ora - fino a 200 anni a.c., il dolore era causato da un arresto o da un incremento del flusso di energia equilibrato solitamente dai due principi opposti e complementari che governano il mondo: lo Yin e lo Yang.

I greci cominciarono ad avvicinarsi, sia pure stentatamente e non senza momenti di regresso, al vero. Già nell'Iliade (poema di datazione incerta, ma probabilmente anteriore al VII sec. a.C.) si distingue tra le ferite procuratesi dagli uomini nelle loro guerre e le malattie inviate dagli dei: è l'introduzione di un primo principio di interpretazione laica delle patologie. Pitagora cominciò ad attribuire importanza ai sensi. Tra il VI e il V sec. a. C. fiorì quella che viene considerata la prima scuola di medicina di tutti i tempi, quella di Cnido, che, per quanto non interessata a ricerche anatomiche e fisiologiche, ma solo a compilazioni di elenchi di malattie e dei loro possibili rimedi, in termini empirici e tradizionali, non mancò di azzardare una sua teoria eziologica di alcune infermità dell'intestino e dell'apparato respiratorio, provocate da due agenti morbosi, la bile e il catarro (flegma) con il concorso di fattori ambientali. Tuttavia accanto a questa spiegazione materialistica gli aderenti alla scuola mantenevano quella tradizionale dell'intervento della divinità nei casi a loro meno noti.[46]

---

46   Cfr. Mario VEGETTI, *Le scienze della natura e*

Alcmeone di Crotone, vissuto nel V sec. a.C. e che è il primo nella storia della medicina a praticare la dissezione, elaborò una teoria secondo la quale la malattia, e in conseguenza il dolore, era un'alterazione dell'isonomia che è a fondamento dei rapporti tra gli organi che compongono il corpo (ciascuno "al suo posto"); se uno di questi organi assume una posizione dominante (monarchia) ne deriva uno stato di sofferenza. Ma Alcmeone è ricordato soprattutto perché, apparentemente senza alcun predecessore, ipotizzò che fosse il cervello e non il cuore il centro della sensibilità e della razionalità. È stato anche il primo ad osservare che la paraplegia colpisce parti diverse del corpo a seconda della zona cerebrale interessata.[47]

La scuola medica di Cos – che succede e si oppone a quella di Cnido - ebbe al suo centro la figura di Ippocrate, vissuto all'incirca tra il 460 e il 370 a.C., il quale, tra i molti suoi meriti, annovera anche quello di avere una concezione strettamente laica della medicina. Perfino l'epilessia – già allora definita come male sacro

---

dell'uomo nel V secolo, in Ludovico GEYMONAT, *Storia del pensiero filosofico e scientifico*, vol. I, Milano, Garzanti 1970, pp. 126-131.

47 Cfr. R. H. MAJOR, o.c., p. 29. Sembra, tuttavia, che un contemporaneo di Alcmeone, il pitagorico Ecfanto di Siracusa, abbia avanzato una teoria simile, distinguendo fra mente e anima: la prima, immortale e celeste, comprende logica e intelligenza e risiede nel cervello; la seconda è mortale e terrestre. (Cfr. M. TRIDENTE, o.c., p. 74).

per eccellenza – non ha per lui niente di divino, ma ha piuttosto da vedere con il cervello, la cui funzione centrale è vista negli stessi termini in cui era stata concepita da Alcmeone e di cui coglie l'importanza per portare a coscienza le sensazioni. Scriverà, in proposito parole di una chiarezza che non richiede commenti: Io dico che il cervello è il più potente organo del corpo umano. ... Gli occhi, gli orecchi, la lingua, le mani ed i piedi agiscono in accordo con la perspicacia del cervello. ... Il cervello trasmette i messaggi della coscienza.[48]

Sempre ad Alcmeone si ispira la teoria ippocratica secondo la quale il dolore è l'effetto di una discrasia, ossia di una disarmonia fra gli umori che regolano la vita dell'organismo (la bile, il sangue, il catarro, poi portati a quattro da Polybos, genero di Ippocrate, con la distinzione tra bile gialla e bile nera). Per raggiungere la guarigione l'organismo segue la via della cozione (pepsi) che permette di individuare gli umori patogeni e di espellerli per mezzo del sudore, delle espettorazioni, delle feci, delle urine. La malattia, quale che essa sia, coinvolge, quindi, tutto l'organismo e il medico deve provvedere a un intervento globale e articolato al tempo stesso per aiutare la natura a combatterla. Indispensabile, a questo fine, la conoscenza dei sintomi (la febbre, le sudorazioni, le epistassi, il dolore, ecc.): insomma, Ippocrate può essere considerato il fondatore della semeiotica.[49]

---

48 R. H. MAJOR, o.c., p. 114.

49 Cfr. Mario VEGETTI, o.c., pp. 152-153, e G. BELLUCCI, o.c., p. 12.

Platone riteneva che vi fosse, attraverso le vene, un movimento di particelle elementari che entravano in contatto con l'anima e determinavano la percezione. Il dolore poteva essere originato da questi contatti, ma anche da un turbamento dell'anima in quanto tale (sembra così di poter cogliere una distinzione tra dolore fisico e dolore psichico).[50] Aristotele (IV sec. a.C.) ritornò a collocare nel cuore la sede del sensorio comune. Il dolore, per lui, era dovuto a un'emozione negativa che produceva un eccesso di calore. Queste opinioni erronee, a causa anche dell'autorevolezza di chi le enunciava, provocarono una battuta di arresto nella via per una ricognizione corretta del sistema nervoso e delle sue funzioni.

Tuttavia, non molto tempo dopo, con Stratone di Lampsaco (III sec. a.C.), detto il Fisico anche a causa della sua concezione materialistica della realtà, ispirata all'atomismo democriteo, fu riaffermata la convinzione che il cervello fosse la sede delle sensazioni dolorose. All'interno della scuola alessandrina, due grandi scienziati, Erofilo (335-280 a.C.) ed Erasistrato (310-250 a.C.) diedero la dimostrazione anatomica che il cervello faceva parte del sistema nervoso e che i nervi collegati al nevrasse erano di due tipi: quelli che presiedevano ai movimenti e quelli che conducevano le sensazioni (distinzione poi ribadita, nel I sec. d.C., da Rufo di Efeso, cui si deve anche una descrizione del chiasmo ottico).[51]

---

50 Ib.

51 Cfr. Gilbert MÉDIONI, *Les pneumatiques. Les*

Erofilo, in particolare, studiò metodicamente il cervello e i canali che vi nascono, giungendo a conclusioni decisive basate sull'anatomia-fisiologia: la maggior parte dei nervi hanno la loro origine nel cervello e sono organi della sensazione; altri hanno la loro origine nel midollo spinale. ... Fece una descrizione magistrale delle meningi. Scoprì il quarto ventricolo del cervello, dove pose la sede dell'anima e il torculare che per lungo tempo portò il suo nome. Con la stessa precisione studiò gli organi di senso.[52] Quanto ad Erasistrato di Chio - che viene considerato il padre della fisiologia - ampliò le osservazioni anatomiche di Erofilo, distinse il cervello dal cervelletto, osservò che le circonvoluzioni del cervello erano più complicate nell'uomo che negli animali ed associò la loro maggiore complessità alla maggiore intelligenza.[53]

Tutte queste nozioni andarono, però, perdute e recuperate solo quasi cinque secoli dopo da Galeno (130-201 d.C.), definito, a sua volta, il padre della fisiologia sperimentale. Galeno confermò sia il carattere di organo nervoso del cervello che la distinzione tra nervi delegati al movimento (nervi pesanti) e nervi incaricati delle sensazioni (nervi leggeri) e giunse a postulare una origine neurologica nelle paralisi, nelle disfunzioni

---

éclectiques, in *Histoire générale*, ecc., cit, pp. 342-347.

52 Gilbert MÉDIONI, *L'école d'Alexandrie. Hérophile, Érasistrate*, in *Histoire générale*, ecc., cit, pp. 297-298.

53 R. H. MAJOR, o.c., p. 127.

sensoriali e nel dolore causato da malattie e da traumi.[54] Inoltre descrisse gli effetti fisiologici della sezione del midollo spinale a varie altezze; dimostrò che il taglio del nervo laringeo ricorrente era la causa della perdita della voce e che le lesioni del cranio producevano la perdita della memoria e delle parole. Dimostrò con esperimenti i diversi effetti prodotti dalle lesioni del cervello e del cervelletto.[55]

Non solo: Galien a consacré plusieurs chapitres de son ouvrage "Des lieux affectés" à l'examen de la valeur diagnostique de la douleur. Celui-ci, aux côtés d'autres symptôms, est chargée d'indiquer l'organe ou la portion d'organe qui est malade [...]. C'est Galien qui introduit la classification des différentes formes de douleur qui sera reprise jusqu'à nos jours: pulasative, gravative, tensive et pongitive.[56]

Le scuole filosofiche sorte nel IV sec. a.C. – gli epicurei, gli stoici e gli scettici – sono contemporanee alle ricerche di Erofilo e di Erasistrato, e a quelle, in genere, degli scienziati del periodo alessandrino. Ne sono, però, anche assai lontane. È intervenuta una separazione pressoché totale (e che sarà di grave pregiudizio per gli sviluppi futuri della conoscenza) tra filosofia e scienza

---

54 Per queste notizie sugli antefatti della neurofisiologia cfr. J.J. BONICA, o.c., pp. 2-3.

55 R. H. MAJOR, o.c., p. 178.

56 R. REY, o.c., p. 43.

empirica.

I tre grandi indirizzi post-aristotelici – e fra questi, in particolare, l'epicureismo - si soffermano sul tema della condizione umana e si propongono il fine di renderla più felice o, per meglio dire, meno infelice. Quindi toccano anche la questione del dolore, ma lo fanno tenendosi esclusivamente su un piano di una riflessione speculativa, destinata a tradursi in precetti, in suggerimenti per creare una disposizione d'animo atta a sopportare la sofferenza: una vicenda tutta interiore che non prende nemmeno in considerazione un'indagine sulle cause concrete e, per così dire, materiali del dolore, per rimuoverle.

Il celebre tetrafarmaco di Epicuro, nucleo della sua dottrina morale ne è un eccellente esempio. Non si deve aver timore degli dei che, vivendo in una situazione di serenità, si guardano bene dal turbarla interessandosi degli uomini; non si deve aver timore della morte (se c'è la morte non ci siamo noi e se ci siamo noi non c'è la morte); cercare il bene (il piacere) è facile; fuggire il male (il dolore) è ugualmente facile.

Quest'ultima affermazione, ovviamente, è quella che può interessarci maggiormente in questa sede. Epicuro afferma testualmente: Non perdura continuamente nella carne il dolore, ma il massimo permane minimo tempo, e non persiste molti giorni quel soffrire che appena si sovrappone al piacere corporeo: anzi le lunghe malattie più hanno abbondevole il piacere del corpo che la doglia.[57] Egli intende dire che i dolori

---

57 EPICURO, *Massime capitali*, 139-140 (traduz. di Ettore

gravi e acuti possono, al più, provocare la morte di chi li soffre: quella morte di cui non si deve aver paura (un frammento riportato da Plutarco chiarirà, infatti: Dolore che trasmodi ti ucciderà); gli altri sono sopportabili e anzi costituiscono come un velo dietro cui si nasconde il piacere di continuare a vivere. Evidentemente Epicuro non tiene alcun conto del dolore cronico e degli stati depressivi di indefinita durata.

Questo per quel che riguarda il dolore fisico. Più in generale il consiglio è quello di ricercare i piaceri catastematici, e cioè continuativi, e di fuggire risolutamente gli altri, forse più intensi ma contingenti: La tranquillità (atarassia) e l'assenza di dolore corporeo (aponia), sono piaceri stabili (katastematikai edonai); invece la gioia (charà) e l'esultanza (eufrosine), si veggono essere piaceri in moto per l'attività loro.[58] Il precetto è dunque quello di soddisfare solo i bisogni necessari e naturali e di non dare ascolto a quelli che sono naturali, ma non necessari e ancor meno a quelli che non sono né naturali né necessari. In breve: astenersi quanto più possibile dai desideri. Contrariamente al significato che ha assunto il termine epicureismo nel nostro linguaggio, come di un abbandonarsi sfrenato ai piaceri, l'edonismo di cui qui si parla esige una disciplina interiore, un dominio di sé tra i

---

Bignone).

58 EPICURO, [frammento citato da Diogene Laerzio, X, 136], (traduz. di Ettore Bignone).

più severi e rigorosi.⁵⁹

Non molto dissimile, nella sostanza, il comandamento fondamentale dell'etica stoica: vivere in modo coerente con la natura. In modo coerente vuol dire in modo razionale. La ragione deve essere padrona incondizionata delle passioni. Se queste ultime (o il dolore) sono intollerabili, il saggio ha come estrema risorsa il suicidio. La natura, che coincide con Dio, o quanto meno con la sua presenza immanente, ha un ordine che non può essere modificato. Tutto, quindi, deve essere tollerato con animo fermo, senza recriminazioni e senza turbamenti.⁶⁰

Lo scettico raccomanda l'imperturbabilità. Anche

---

59 È stata rilevata la stretta vicinanza che intercorre tra il pensiero epicureo e l'antica filosofia indiana dei cârvâka. Cfr. Dakshinaranjan BHATTACHARYA, *La filosofia cârvâka (Il materialismo)*, in *Storia della filosofia orientale* (a cura di Sarvepalli Radakrishnan), Milano, Feltrinelli 1962, pp. 155-162.

60 Secondo l'interpretazione di alcuni teologi cattolici lo stoicismo ha aspetti degni di ammirazione e aspetti che sono, invece, da condannare. Da un lato lo stoicismo ha favorito un atteggiamento di coraggio e di pazienza con l'accettazione di ciò che viene da Dio; dall'altro ha esaltato l'orgoglio umano (*quasi una identificazione con Dio, che permette di dire che l'uomo può subire la malattia divinamente e morire divinamente*), annullando la distanza che corre tra l'uomo e Dio. Inoltre, la morte viene accolta e apprezzata in sé (non vi è risurrezione). Cfr. Jean GALOT, *Perché la sofferenza?*, Milano, Editrice Ancora 1986, pp. 40-43.

il saggio, come tutti gli altri uomini, soffre il freddo o la fame, oppure è afflitto da malattie e da dolori, ma, non essendo in grado di decidere se queste evenienze sono un bene o un male, sospende il suo giudizio e ne guadagna, rispetto al volgo, una maggiore serenità o, quanto meno, un minore turbamento.

In realtà tutti questi orientamenti di pensiero tradiscono il senso di impotenza che coglie l'uomo nei confronti del dolore, di cui cercano di ridimensionare il significato e l'importanza, invitando a un atteggiamento di sopportazione e di rassegnazione, spinto il più lontano possibile. A sua volta il senso di impotenza è accentuato dall'ignoranza delle cause e della fenomenologia del dolore sulle quali si rinuncia a indagare.

Il dolore nelle grandi religioni

Il tema del dolore viene affrontato da tutte e tre le grandi religioni universali (così chiamate, perché non ristrette a un solo popolo o a un solo ambito, come avviene per le altre: il cristianesimo, l'islamismo, il buddhismo). Ad esse va aggiunto l'ebraismo, religione monoteista di primaria importanza e che, oltre tutto, è alle origini del cristianesimo e dell'islamismo.

Occorre notare, preliminarmente, che soltanto il buddhismo ha come suo tema centrale di interesse la sofferenza. L'ebraismo, il cristianesimo e l'islamismo si imbattono nella questione del dolore, vi indugiano sopra, fanno considerazioni di grande rilievo sulla sua natura, ma la loro attenzione è fondamentalmente rivolta ad altro: al rispetto della Legge, alla salvezza, alla fede assoluta in Dio, non al dolore. È risaputo, inoltre, che il buddhismo, nella sua origine e nella sua essenza, non contemplando il culto di una divinità sotto qualsiasi forma concepita, non è propriamente una religione, ma una concezione della vita, una dottrina o anche, semplicemente, una filosofia.

Conviene prendere le mosse dall'ebraismo che ha nel libro di Giobbe, e in parte anche nell'Ecclesiaste, le sue trattazioni specifiche e originali del dolore, poi riprese e sviluppate dal cristianesimo.[61] Risale al 2200

---

[61] Gli studi sul libro di Giobbe sono innumerevoli. Ricordo, tra i più recenti e importanti: Mario BIZZOTTO, *Il grido di Giobbe. L'uomo, la malattia, il dolore nella cultura*

a.C. un papiro egiziano a cui, a causa del suo contenuto pessimistico è stato dato il titolo di Dialogo di un suicida con sé stesso. Il suo anonimo autore innalza il suo lamento e la sua protesta contro il dolore: la vita non merita di essere vissuta e il male è un destino invincibile.[62] Non si tratta, tuttavia, delle prime riflessioni in assoluto su questo tema. Dalla cultura sumerica proviene uno scritto di 131 linee, L'uomo e il suo Dio, in cui si esaminano le varie manifestazioni del dolore e si professa la convinzione che ogni uomo disponga di un suo dio personale che si fa suo avvocato dinanzi all'assemblea degli dei per ottenerne il beneficio del recupero della sanità. È del 1500 a.C. un poemetto babilonese (Indlul bel nemeqi: Voglio celebrare il signore della sapienza) in cui si discute sull'incomprensibilità dei decreti degli dei che infliggono la sofferenza agli uomini. Di circa cinquecento anni più tardi sono la cosiddetta Teodicea Babilonese, un poema acrostico di 27 strofe, e un Dialogo pessimistico che si intrattengono sullo stesso

---

contemporanea, Cinisello Balsamo (Milano), Edizioni San Paolo 1995; Benedetto CALATI, et al., *Le provocazioni di Giobbe*, Genova, Marietti 1992; Maurizio CIAMPA (a cura di), *Domande a Giobbe, interviste sul problema del male*, Roma, Città Nuova 1989; Gustavo GUTIERREZ, *Parlare di Dio a partire dalla sofferenza dell'innocente: una riflessione sul libro di Giobbe*, Brescia, Queriniana [1986]; Carl Gustav JUNG, *Risposta a Giobbe* [1952], Torino, Boringhieri 1992.

62 *Giobbe* (traduz. e commento a cura di Gianfranco RAVASI), Roma, Borla 1991, p. 133.

tema.[63] Sempre rimanendo nell'ambito assiro-babilonese appare assai degno di interesse un mito secondo il quale il male, introdottosi nel mondo degli dei, ne fu scacciato creando gli uomini che divennero suo dominio.[64] C'è da chiedersi se non siamo alle origini di certe concezioni manichee o anche gnostiche che, separando nettamente, il bene dal male, fanno di quest'ultimo una divinità più o meno autonoma che appartiene assai più alla sfera terrestre che a quella celeste.

Occorre ricordare preliminarmente che il popolo ebraico non è sempre stato così rigidamente monoteista, come lo troviamo nella Bibbia (i cui primi testi vengono assegnati al IX sec. a.C.). Vi è stato un tempo arcaico in cui si adoravano divinità tribali e in cui – ed è ciò che più conta ai nostri fini – erano tenuti in onore stregoni-guaritori, incaricati di curare le malattie e di allontanare il dolore. Per quanto severamente condannati dalla Bibbia essi non sono mai scomparsi del tutto, sostenuti dalle credenze della parte culturalmente più sprovveduta del popolo: un fenomeno che è avvenuto e continua ad avvenire in tutti i tempi, nell'interno di qualsiasi società.[65]

---

63 Cfr. Gianfranco RAVASI, *Giobbe tra fede e ribellione. Profilo letterario e teologico del libro di Giobbe*, in *Le provocazioni di Giobbe*, cit., p. 22 e J. GALOT, o.c., pp. 63-64.

64 Cfr. *Giobbe* (a cura di P. Pio FEDRIZZI, Camilliano), Torino-Roma, Marietti 1972, p. 16.

65 Cfr. John R. HINNELS, *Le religioni viventi. Guida alle religioni del passato e del presente*, vol. I, Milano, Mondadori 1991, pp. 48-49.

La spiegazione fondamentale che della sofferenza viene data nella Bibbia è quella già ricordata: si tratta della punizione divina per i peccatori, riservata a coloro che non rispettano la legge data da Dio. Come è noto le minacce di castigo, il più delle volte, sono espresse con toni aspri e violenti, non solo nei libri del Pentateuco che contengono e illustrano i precetti etico-religiosi, ma anche in molti altre parti della Bibbia. Mirano chiaramente a generare timore e qualche volta terrore e alimentano un forte senso di colpa. È sufficiente ricordare i versetti iniziali del capitolo XV di Geremia per rendersene conto, dando uno solo dei molteplici esempi possibili. Coloro che non ubbidiranno alla legge mosaica saranno abbandonati alla pestilenza, alla fame, alla spada e alla prigionia.[66] Poco prima lo stesso Geremia (cap. XII) si è posto il problema che occupa il libro di Giobbe: come si spiega la prosperità degli empi? La risposta è che questo loro benessere è solo apparente; Dio li tiene come gregge da macello, pronti per il giorno dell'uccisione.[67] E forse l'aspetto più sconvolgente di

---

66 *Quod si dixerint ad te: Quo egrediemur? dices ad eos: Haec dicit Dominus: Qui ad mortem, ad mortem: et qui ad gladium, ad gladium: et qui ad famem, ad famem: et qui ad captivitatem, ad captivitatem.* – Geremia, XV, 2. – In realtà, in questo modo, Geremia (vissuto forse tra il VII e il VI sec. a.C., quando Israele era esposta alla minaccia babilonese) intendeva intimidire i suoi avversari politici.

67 *Et tu, Domine, nosti me, vidisti me, et probasti cor meum tecum: congrega eos quasi gregem ad victimam, et sanctifica eos in die occisionis.* – Geremia, XII, 3.

questo modo di intendere il male è quello secondo il quale le colpe dei padri ricadono sui figli. Un'ombra di perplessità attraversa l'Ecclesiaste, il quale, dopo aver riaffermato anch'egli, più volte, che il male è la punizione che Dio riserva ai peccatori, come il bene è la ricompensa dei giusti,[68] imprevedibilmente afferma poi che qui, sulla terra, tutti – giusti e ingiusti – sono trattati allo stesso modo, né se ne intenderà il motivo (ed è la cosa più dolorosa di tutte) se non nel tempo che verrà.[69]

Lo spazio assegnato alla morte, in tutte queste riflessioni, è così scarso da potersi considerare nullo. Per la vita dell'al di là l'ebraismo non ha interesse: si riteneva che i defunti fossero delle ombre che conducessero un'esistenza triste e larvale nel mondo sotterraneo, detto

---

68 *Homini bono in conspectu suo dedit Deus sapientiam et scientiam laetitiam: peccatori autem dedit afflictionem. Et curam superfluam, ut addat, et congreget, et tradat ei qui placuit Deo: sed et hoc vanitas est, et cassa solicitudo mentis.* – Ecclesiaste, II, 26; *Vidi afflictionem, quam dedit Deus filiis hominum ut distentantur in ea.* – Ecclesiaste, III, 10; - *Considera opera Dei, quod nemo possit corrigere, quem ille despexerat.* – Ecclesiaste, VII, 14.

69 *Sed omnia in futurum servantur incerta, eo quod universa aeque eveniant justo et impio, bono et malo, mundo et immundo, immolanti victimas, et sacrificia contemnenti; sic ut bonus, sic et peccator: ut periurus, ita et ille qui verum deierat. – Hoc est pessimum inter omnia, quae sub sole fiunt, quia eadem cunctis eveniunt, unde et corda filiorum hominum implentur malitia et contemptu in vita sua, et post haec ad inferos deducentur.*

"sheol". Per lungo tempo non si va oltre. L'attenzione maggiore è destinata ai valori terrestri, la longevità, la posterità, la prosperità e la salute, concepite come altrettante benedizioni concesse da YHWH [...].[70] Solo successivamente l'oltretomba comincerà ad avere contorni un po' meno indefiniti e si prenderà in considerazione, da parte di alcune tendenze che emergono nei dibattiti rabbinici, anche un premio eterno, ma il tema continuerà a essere marginale.

Le spiegazioni bibliche del dolore non sono univoche. Se nella Genesi ne è fatto interamente responsabile l'uomo, già nel Deuteronomio lo si configura come uno strumento messo in atto da Dio per educare, purificare e far maturare il suo popolo, mentre nella letteratura apocalittica esso viene attribuito esclusivamente alla realtà terrena destinata a dissolversi nel trionfo finale del bene.[71]

Secondo uno studioso dell'argomento - Paolo De Benedetti - l'analisi del problema del dolore nell'ebraismo post-cristiano ha attraversato tre fasi.[72] Nella prima di

---

70 André CAQUOT, *La religione di Israele dalle origini alla cattività babilonese*, in *Storia delle religioni* (a cura di Henri-Charles Puech), *6. Il popolo d'Israele*, Roma-Bari, Laterza 1977, p. 112.

71 Cfr. *Giobbe*, (a cura di G. Ravasi), cit. pp. 87-88.

72 Cfr. Paolo DE BENEDETTI, *Dolore malattia salvezza nell'ebraismo post-cristiano*, in "Quaderni del Centro Interreligioso Henri Le Saux, n. 6", *Dolore – malattia – salvezza. Ebraismo – Cristianesimo – Induismo – Buddhismo*, Milano, Grafiche Boniardi 1988, pp. 31-43.

esse, fermo restando che il dolore in ogni caso proviene da Dio, si danno quattro interpretazioni (o giustificazioni) del dolore: come punizione del peccatore, come purificazione, come espiazione dei giusti a favore degli altri uomini; la quarta non è, propriamente, una spiegazione, ma l'enunciazione di un problema irrisolto in quanto riguarda la ricaduta sui figli delle colpe dei padri, evento che fa sorgere il sospetto di una contraddizione con il principio per il quale l'innocente non è soggetto a punizione. Un'altra teoria, infine, prospetta l'ipotesi che le sofferenze terrene servano per non scontarne altre nell'al di là: una dottrina che si avvicina ad alcune posizioni cristiane, tanto più che essa appare connessa con la figura di un Messia sofferente. In una seconda fase si affaccia un grave interrogativo: il dolore non si giustifica nemmeno con il suo premio. La terza e ultima deriva dalla terribile esperienza della Shoah che approda all'angosciante domanda formulata da Wiesel: Ad Auschwitz, Dio dov'era? Come si spiega il silenzio di Dio, l'assenza di Dio? – Postulata l'onnipotenza [...] dovremmo per forza rispondere: o non c'era, o era malvagio. Oppure, come anche è stato risposto (e qui già crolla il mito), o non sapeva, o non poteva.[73]

Possiamo adesso prendere in esame il libro di Giobbe, risultato di una scrittura fatta in più tempi attraverso i secoli, fino ad arrivare al II sec. a.C. e che è

---

73 P. DE BENEDETTI, o.c., p. 42.

alla radice anche della speculazione cristiana sull'argomento.

Infatti, il libro, è considerato giustamente come una specie di summa dei problemi più importanti che nascono dal dolore sotto il profilo teologico-filosofico. La narrazione solleva delle perplessità, il comportamento dei personaggi che vi figurano non è sempre lineare, le spiegazioni che si danno delle sciagure che hanno colpito Giobbe sono difficilmente conciliabili tra loro se non addirittura contraddittorie; ma tutto questo contribuisce a darci un'immagine più realistica dell'animo umano che, posto dinanzi a un'esperienza così drammatica come il dolore estremo, si rivela impotente a comprenderla, a darsene una ragione e procede a tentoni, ora appellandosi a una spiegazione, ora a un'altra, ora rassegnandosi a ogni possibile interpretazione e ora, infine, rinunciandovi in toto. Sotto questo profilo il testo biblico corre attraverso i tempi e conserva ancora oggi, oltre a un suo fascino, anche una sua validità.

Già l'esordio è inquietante. Giobbe ci viene presentato come un uomo semplice e retto, timorato di Dio e alieno dal far del male, sposo e padre felice di numerosa prole, ricco di ogni bene che allora si potesse desiderare. E, implicitamente, la sua felicità viene attribuita alle sue virtù, che Dio premia in questo modo. Proprio questa sua condizione attira l'attenzione di Satana il quale chiede a Dio, ottenendone l'assenso, di poter mettere alla prova la fede di Giobbe colpendolo negli affetti e negli averi. Gli armenti di buoi, di asini, di pecore e i servi che vi accudivano scompaiono in un batter d'occhio, colpiti dai predoni e dalle intemperie; i figli vengono tutti uccisi in una sola volta. La reazione di Giobbe, oltre a quella di compiere i gesti rituali propri del lutto (stracciarsi le vesti e radersi i capelli), è contenuta nella celeberrima frase che egli pronuncia: Dominus dedit, Dominus abstulit (I, 21).

Alcune domande si affollano spontaneamente fin da ora. Perché Dio consente a Satana di compiere il suo tentativo? Non sa egli, onnisciente, che la fede di Giobbe è inalterabile? A che e a chi torna di vantaggio metterla alla prova? E – se Satana non è una metafora della malvagità, ma un'entità reale dotata di particolari poteri – come si spiegano la sua stessa esistenza e il dispiegarsi di quei poteri che poteri rimangono, anche se subordinati a quelli di Dio? Qual conto fa Dio della sofferenza di Giobbe? Ecc.

Nella prima fase, Giobbe è stato colpito in ciò che ha, i suoi beni, i suoi figli. Nella seconda viene colpito in ciò che egli è; nel suo stesso corpo, afflitto ora da un ulcera orribile che lo copre da capo a piedi e da cui proviene un flusso di pus. Questo passaggio non è privo di interesse. Sembra simboleggiare che, per quanto dolorosa possa essere la perdita dei propri cari, la sofferenza di quando si è toccati in prima persona viene avvertita con un'intensità maggiore.

Dinanzi a questa nuova avversità reagiscono la moglie e tre amici di Giobbe. La donna gli rivolge un invito ambiguo: Benedic Deo, et morere (I, 9), che non si spiega se non invertendo il significato del primo imperativo e dando alla frase il senso di non ti resta altro da fare che prendere atto dell'inimicizia di Dio nei tuoi confronti e arrenderti, morire. Gli amici si dolgono con lui, con lui piangono e si stracciano le vesti, ma, dopo sette giorni, lo abbandonano. Il deserto che si fa, sia pure transitoriamente, attorno a Giobbe ha un valore psicologico rilevantissimo. Il dolore autentico, grave, profondo, continuato consegna inevitabilmente chi lo prova alla solitudine. Su questo tema tornerà lo stesso Giobbe: Derelinquerunt me propinqui mei et qui me noverant, obliti sunt mei (XVIII, 14). Si può solo aggiungere che il dolore isola chi lo prova, anche quando è circondato da affetti.

Segue un'accorata lamentela di Giobbe che conferma la sua fiducia in Dio, ma maledice il giorno in cui è nato, non senza generare nel lettore qualche perplessità. La vita che ora egli giudica non più meritevole di essere vissuta, non proviene forse, in ultima istanza, da Dio?

Tornano gli amici e si adoprano non tanto per consolarlo, quanto per trovare una spiegazione di ciò che gli è accaduto. Il primo di essi, Eliphaz di Theman, sostiene la prevedibile tesi che le sciagure abbattutesi su lui sono una conseguenza dei suoi peccati: quis unquam innocens periit? Aut quando recti deleti sunt? (IV, 7) Ma Giobbe reagisce fermamente: si confrontino le mie colpe con questa punizione e si vedrà che non vi è corrispondenza o proporzione alcuna.

Anche questo punto è delicato e di grande importanza. È un fatto incontestabile che la sofferenza tocca anche gli innocenti (dei quali, in questo caso, Giobbe è il simbolo). Come si spiega? E, implicitamente, come si spiega che risparmi spesso i malvagi? Dov'è la giustizia divina? A meno di non ritenere che la convinzione di Giobbe di essere privo di gravi colpe non sia, a sua volta, un peccato gravissimo o addirittura il più grave di tutti (ciò che vanifica ogni difesa), le risposte possibili sono solo due: queste sofferenze terrene sono il prezzo da pagare per una felicità ultraterrena, oppure la sofferenza è inspiegabile e rientra nel mistero divino. Come è noto, entrambe le vie verranno tentate.

L'interpretazione del secondo amico, Baldad di Sueh, non si discosta molto da quella di Eliphaz. Aggiunge soltanto un'esortazione a ricorrere a Dio, pregandolo di un suo intervento riparatore. Naturalmente l'invocazione non avrà valore se non sarà fatta con animo innocente e retto. Non si dice chi è giudice di questa innocenza e di questa rettitudine, ma è sottinteso che si tratti di Dio. E poiché il giudizio di Dio è imperscrutabile si corre il rischio di non sapere mai, veramente, quando si è innocenti e retti e quando non lo si è: ciò che Dio chiede all'uomo non è chiaro se non è sufficiente a soddisfarlo nemmeno la fede incrollabile di Giobbe, il quale replica, appunto, confermando la sua persuasione che Dio sia giusto, anche se non può fare a meno di chiedergli quale sia il motivo di questa persecuzione.

Il terzo e ultimo amico a intervenire è Sophar di Naamath, il quale insiste sulla potenza di Dio e accusa Giobbe di superbia. È per questo peccato che egli è tormentato così gravemente. Giobbe ritorce l'imputazione: queste parole sono false e, per questo motivo, richiameranno l'ira divina su Sophar e sugli altri amici. Le contraddizioni, che fioriscono da sole in una discussione impegnata e vivace su un tema così difficile, sono rese in modo magistrale, ma ormai siamo nell'ambito dell'irrazionalità. Nessuno è in grado di provare le proprie tesi. Non i tre amici i quali, in definitiva, non sanno in concreto che cosa contestare a Giobbe. Non Giobbe il quale nega di essere un peccatore (o almeno: che i suoi peccati meritino simili pene) e che, ciò facendo, è costretto ad ammantare la sua umiltà di orgoglio e a sfidare Dio chiedendogli apertamente: quali colpe mi attribuisci? (scelera mea, et delicta ostende mihi, XIII, 23). Egli stesso, poi, adombra una possibile spiegazione soffermandosi sulla speranza di una vita futura, quasi a significare, senza dirlo esplicitamente che la condizione terrena ne è la premessa. E tuttavia, manifestamente, questa considerazione non costituisce una risposta alla domanda che gli è sorta sulle labbra, ma un'ipotesi consolatoria.

Il seguito è composto da variazioni, più o meno brillanti, sul tema. Gli amici tornano ossessivamente al loro punto di vista: Giobbe è un peccatore, è superbo e impaziente. Per questi motivi viene punito. Baldad di Sueh e Sophar di Naamath, ad esempio, faranno un elenco di castighi terrificanti (XVIII, XX) che, a loro avviso, cadranno necessariamente sull'empio. Giobbe continua a protestare la sua innocenza e nega, in definitiva, che l'empietà porti con sé, nel corso della nostra vita la sua punizione: il giudizio è rinviato al momento della morte, quando tutti quanti gli uomini verranno giudicati e si stabilirà quale premio meritano i giusti e quale castigo gli empi.[74] E questa considerazione si discosta dalla tradizione ebraica sull'argomento e anticipa la posizione cristiana.

Eliphaz di Theman si decide, finalmente, e denuncia apertamente le colpe di Giobbe, fino ad allora taciute. E lo fa in termini molto concreti. Non si tratta di cosa da poco: Abstulisti enim pignus fratrum tuorum sine caussa, et nudos spoliasti vestibus. – Aquam lasso non dedisti, et esurienti subtraxisti panem. – In fortitudine brachii tui possidebas terram, et potentissimus obtinebas eam. – Viduas dimisisti vacuas, et lacertos pupillorum comminuisti. (XXII, 6-8). Giobbe, in un primo tempo, non si difende se non rimettendosi al giudizio di Dio e descrivendo, a sua volta, i vari modi con i quali i peccatori vengono puniti. Lo farà in seguito negando semplicemente la verità delle affermazioni dell'amico (XXIX e XXXI).

Che dire? La presentazione iniziale di Giobbe e delle sue virtù è capovolta ed è legittimo chiedersi se

---

74 Non si parla esplicitamente di paradiso per gli uni e di inferno per gli altri. Come è noto nella religione ebraica la definizione dell'al di là è molto più sfumata di quello che avverrà poi nel cristianesimo. Rimane significativo il riferimento da un lato ai giusti, che sono coloro che ottemperano alla volontà di Dio, e dall'altro agli empi che questa volontà non rispettano o disconoscono. Il senso di una giustizia laica, terrena, è assente.

Eliphaz è un farneticante e consapevole calunniatore che inventa un Giobbe inesistente (magari a buon fine e cioè, per ricondurlo a un atteggiamento di maggiore umiltà), oppure è nel vero, nel qual caso la tesi a cui si tiene strettamente legato del male e del dolore come conseguenze del peccato ne verrebbe confortata. Giobbe non si discosta dalla sua linea di condotta: se verrà posto a confronto con Dio rifulgerà la sua innocenza (Proponat aequitatem contra me, et perveniat ad victoriam judicium meum. – XXIII, 7).

Sopraggiunge, a questo punto, un nuovo interlocutore, Eliu di Barachel, un giovane che si scaglia contro tutti quanti: contro Giobbe che pecca di superbia definendosi giusto e contro i suoi tre amici che non sono riusciti a trovare la via di persuaderlo.[75] In definitiva egli sostiene che il criterio con il quale Dio giudica gli uomini è insondabile e nessuno può permettersi, dinanzi a lui, di proclamarsi giusto e innocente. La fede è anche e soprattutto fede nel giudizio divino, quale che esso sia.

La parte finale del libro[76] è sconcertante. Interviene Dio in persona, il quale ordina a Eliu di tacere e biasima tutti quanti. Ribadisce che egli è il creatore e il padrone dell'intero universo, in ogni suo aspetto, anche il più minuto e illustra la propria potenza che si esplica

---

75 L'irruzione di Eliu sulla scena e i suoi discorsi vengono considerati, da alcuni esegeti biblici, un'aggiunta posteriore.

76 Secondo alcuni anche in questo caso si tratta di pagine estranee al testo originario.

anche dominando le forze del male (Beemoth e il Leviathan), ma non dice una sola parola sull'argomento intorno al quale, fino ad allora, si è svolta un'appassionata discussione. L'autore del libro, tuttavia, non rinuncia al lieto fine: tutti quanti, a cominciare da Giobbe, riconoscono di aver parlato stoltamente dinanzi alla incommensurabile sapienza di Dio, il quale – placato da questo ossequio – riporta in breve Giobbe a una condizione ancora più felice di quella iniziale (anche se c'è da chiedersi come questo possa avvenire dopo la terribile esperienza compiuta e in cui è compresa la morte di tutti i propri figli, fino ad allora generati).

Gustav Jung, in una sua analisi del libro di Giobbe,[77] appuntava la sua attenzione critica soprattutto nei confronti del comportamento di Dio. Il Dio della Bibbia, a suo dire, soffre di smodatezza. Coesistono in lui ponderatezza e sconsideratezza, bontà e crudeltà, energia creatrice e volontà di distruzione.[78] Ed è proprio Dio, che non si preoccupa affatto di essere giusto ed esige solo un flusso di lodi, a venir meno al giuramento di alleanza che egli stesso ha proposto.[79] Giobbe (simbolo del popolo ebraico o dell'umanità intera) gli è eticamente superiore.[80] Jung conclude perentoriamente:

---

77 Carl Gustav JUNG, *Risposta a Giobbe*, Torino, Bollati Boringhieri 1992.

78 C.G. JUNG, o.c., p. 10.

79 C.G. JUNG, o.c., p. 22 e p. 30.

80 C.G. JUNG, o.c., p. 73.

La fede in Dio quale "Summum Bonum" è impossibile a una coscienza che rifletta.[81]

A questo punto sulla tradizione ebraica si innesta la dottrina cristiana.

L'attenzione del mondo cristiano per il libro di Giobbe e per il suo significato non è mai venuta meno. Basta pensare al disagio manifestato da San Girolamo che assimilava quel testo biblico a un'anguilla: più si cercava di afferrarlo e più sfuggiva alla presa; un paragone mille volte ripetuto. Oppure alle riflessioni che vi dedicò Gregorio I Magno alla fine del VI sec. Tuttavia non vi è dubbio che questa attenzione, per ovvi motivi, si è andata fortemente accentuando nei tempi a noi più vicini. Si è generato, anzi, un dialogo con le riflessioni di parte laica sul dolore, sull'angoscia, sulla morte che costituisce un capitolo tra i più importanti del ripensamento – quasi del ripiegamento - dell'uomo di oggi su sé stesso e sul significato del mondo in cui vive.

Nemmeno le interpretazioni cattoliche della testimonianza di Giobbe sono unanimi. Dorothee Sölle, ad esempio, polemizza aspramente contro quella che chiama la concezione sadica e pretesca del dolore, che discende dal principio secondo cui Dio, guida onnipotente del mondo, è l'autore di ogni sofferenza attraverso la quale, giustamente, colpisce il peccatore e cita, in proposito, denunciandone il significato delirante,

---

81 C. G. JUNG, o.c., p. 97.

questa pagina di teologia pratica che è davvero esemplare: La sofferenza proviene dalla mano di Dio. Fra peccato e malattia esiste un rapporto che non viene compreso a sufficienza. La radice più profonda e più propria della malattia è il peccato. L'ammalato misconosce questa causa essenziale della malattia e attribuisce la sua sofferenza a "circostanze esteriori, a cause naturali". La salute perfetta esiste soltanto nel Regno futuro. La malattia è un'occasione eccellente per crescere e maturare nell'intimo. Non notate proprio durante la vostra malattia come Dio operi in voi? La grazia insita nella sofferenza ha più valore della guarigione fisica. La sofferenza è un mezzo educativo del salutare amore divino.[82]

Non è facile tirar le fila di una matassa così ingarbugliata. Come la maggior parte dei testi biblici anche il libro di Giobbe consiste in un succedersi di affermazioni non sempre collegate argomentativamente fra loro e suscettibili delle interpretazioni più diverse. Il testo pone un problema (e lo fa con straordinaria efficacia), ma certo non lo risolve. Non solo lo lascia aperto, ma vi aggiunge altri elementi di perplessità. Così è ogni volta che si affronta la questione del fondamento metafisico del dolore.

Seguendo, per aiutarci, un filo storicizzante è da ricordare ancora una volta che la Bibbia non fa altro che riprendere un tema già noto, sia pure sviluppandolo in

---

82 Dorothee SÖLLE, *Sofferenza,* Brescia, Queriniana 1976, pp. 30-31.

modo originale e che è appartenuto, stando a quello che ne sappiamo, anche alle religioni più antiche: il dolore di qualsiasi genere e le malattie sono dovuti, in prima istanza, a un intervento della (o delle) divinità che punisce i peccati commessi dagli uomini. Per contrappasso, naturalmente, la prosperità, la sanità, la felicità sono il premio dell'uomo giusto. Questa teoria corre attraverso i tempi e giunge fino a noi. Nella nostra società è ancora molto diffusa, almeno a livello popolare (e subconscio).

Può accadere che, in contraddizione con questo principio (un vero e proprio postulato di cui sarebbe vano cercare una dimostrazione), di fatto l'innocente sia infelice e il malvagio felice. La soluzione di questa innegabile difficoltà è duplice, come si è già accennato: o si ammette che questo possa avvenire nella vita terrena, ma non in quella ultraterrena; o ci si rifugia nella teoria del dolore-mistero: le ragioni della sofferenza sono note solo a Dio e non agli uomini. Una terza ipotesi – quella per cui la felicità del malvagio è solo apparente – è sostenuta da pochi, anche perché implicherebbe il considerare dello stesso tipo l'infelicità dell'innocente.

La prima spiegazione porta con sé a una costruzione di credenze via via sempre più elaborate e complesse che contemplano il protrarsi della vita dell'uomo al di là della sua morte (o, come avviene nelle religioni induiste, l'instaurarsi di un lungo ciclo di esistenze attraverso successive reincarnazioni), l'esistenza di un principio vitale (l'anima), la definizione di suoi luoghi di residenza ultraterrena (variamente specificati e variamente descritti, ma riconducibili allo schema: regno superiore - regno inferiore, paradiso-inferno), l'intervento giudicante di Dio, ecc. Non sembra dubbio, insomma, che la fede nell'al di là è nata tanto sul terreno del timore della morte, quanto per l'esigenza di legittimare le pene a cui solitamente ogni vita umana va incontro. Da questa impostazione nasce spesso, anche se non necessariamente, un'ulteriore conseguenza: la valorizzazione delle sofferenze terrene come arra di un compenso ultraterreno. Da questo punto di vista si è arrivati, in certi momenti storici, da parte di alcune religioni (tra le quali quella cristiana) a sottolineare e a celebrare la sofferenza come un privilegio, un segno della predilezione di Dio: una dottrina (dolorismo) che finisce con l'esaltare l'accettazione della sofferenza e la rassegnazione dell'uomo nei suoi confronti. In questa prospettiva la sofferenza è un mezzo di salvezza (di quella propria e di quella altrui), forse non unico, ma certamente molto importante, se non addirittura il più importante di tutti.[83] E vi è stato anche chi, per questi

---

83 Gli esempi sono innumerevoli. Mi limito a riportare alcune citazioni tratte da discorsi pontifici, contenute in *I Volontari della Sofferenza e la Chiesa. Cenni – documenti*, Roma Esse-Gi-Esse [1972?]: *la Passione di Gesù vi rivela la fecondità della sofferenza per voi, per gli altri, per il mondo* (parole rivolte a tutti gli ammalati, in preparazione dell'Anno Santo, da Pio XII, il 21 novembre 1949); *Purtroppo molti sono portati a giudicare come mali, e mali assoluti, tutte le sventure fisiche di quaggiù. Hanno dimenticato che il dolore è il retaggio dei figli di Adamo; hanno dimenticato che il solo vero male è la colpa che offende il Signore. [...] Grazie a Dio, non sempre vi sono*

motivi, ha procurato a sé stesso sofferenze non lievi.

La seconda posizione non richiede, evidentemente, alcun commento se non quello che essa conduce a una paralisi axiologica, ossia all'impossibilità di stabilire criteri di scelta di valori che abbiano un minimo di giustificazione. La mistica, se di questo si

---

> *anime che si ribellano sotto il peso del dolore. Vi sono infermi che comprendono il significato della sofferenza e si rendono conto delle possibilità che hanno di contribuire alla salvezza del mondo, e perciò accettano la loro vita di dolore come l'ha accettata Gesù Cristo [...]. Voi, qui presenti, appartenete alla schiera di queste anime fortunate. [...] Il lavoro e il dolore sono la prima penitenza imposta da Dio all'umanità caduta nel peccato; orbene, come il peccato attira l'ira di Dio, così la santificazione del lavoro e del dolore attira la misericordia di Dio sul genere umano* (parole di Giovanni XXIII ai "Volontari della Sofferenza", pronunciate il 19 marzo 1959). Paolo VI, in un suo discorso tenuto in un'occasione simile, il 26 maggio 1968, affermava che l'*assimilazione a Cristo* si ottiene *mediante l'accettazione e la sublimazione della sofferenza.* – Lo stesso Paolo VI, rivolgendosi alle suore inferme della clinica "Regina Apostolorum", a Roma, allineava la malattia alla vocazione: un *dono* l'una e l'altra; affermava, citando S. Agostino, l'utilità del dolore ed esortava a *soffrire con amore e per amore!* (cfr. *Sublimità e valore della sofferenza cristiana*, Roma, Edizioni Paoline 1963). – Una revisione parziale di queste posizioni tradizionali sembra essersi iniziata solo con l'enciclica *Salvifici doloris* di Giovanni Paolo II la quale afferma che *non è vero che ogni sofferenza sia conseguenza della colpa e abbia carattere di punizione* (cfr. P. Enzo CANONICI, *Dolore che salva. La sofferenza umana e le missioni*, Assisi,

tratta, accoglie tutto e il contrario di tutto. Meister Eckhart, ad esempio, professa nei confronti di Dio un amore di fronte al quale il Signore dovrebbe vergognarsi, perché esso è più forte di lui e, in certo modo, l'oltrepassa: Di questo io prego Dio: che egli mi liberi di Dio.[84]

Su un gradino ancora più elevato si pone la questione che, da Leibniz in poi, va sotto il nome di teodicea e che può essere semplicemente formulata così: se Dio, come avviene nel cristianesimo e in altre religioni, viene concepito come il creatore dell'universo in possesso di poteri, conoscenze e bontà senza limite alcuno (infiniti), come si giustifica il male (termine comprensivo sia del male morale che del dolore)? A una domanda come questa non è stata trovata finora alcuna risposta plausibile.[85]

Tutt'al più si può ricordare la strada seguita da S. Agostino il quale riteneva che il male non fosse una

---

Edizioni Porziuncola 1993, p. 13.).

84 Citato in D. SÖLLE, o.c., p. 135.

85 Gianfranco RAVASI (o.c., p. 24) ha fatto notare che il quesito leibniziano era stato già posto, con grande chiarezza da Epicuro (come risulta da un frammento conservato nel *De ira Dei* di Lattanzio): *se Dio vuol togliere il male e non può, allora è debole (e quindi non Dio); se può e non vuole, allora è radicalmente ostile nei confronti dell'uomo; se non vuole e non può, allora è debole e ostile; se vuole e può, perché esiste il male e non viene eliminato da Dio?*

realtà, ma piuttosto una mancanza di essere, un non-essere, così come l'oscurità è assenza di luce. Anche in questo caso resta da spiegare come Dio, infinitamente sapiente, non abbia previsto che il creato avrebbe avuto nel suo interno questo limite, oppure come, pur essendo dotato di un potere sconfinato, non sia stato in grado di evitarlo. Né sono di molto aiuto posizioni come quelle di Scoto Eriugena, il quale era convinto che Dio non conoscesse il male (la stessa nozione del male è un'imperfezione), o come quella di Maimonide, il quale riteneva che Dio il male non può farlo. Satana e gli uomini malvagi sono, infatti, creature sue e anche quando si attribuisca loro la responsabilità di atti moralmente condannabili, compiuti grazie a quella libertà di cui – come di solito si dice – Dio ha fatto loro dono, rimangono l'inquietudine derivante dal fatto che quella negatività non poteva sfuggire alle sue previsioni e, soprattutto, il senso di uno scandalo irreparabile (nel senso anche di una contraddizione radicale) tra una bontà o una misericordia che vengono presentate come tali da avvolgere tutto il creato e che hanno invece dei limiti. Il problema, poi, si ingigantisce a dismisura e travalica ogni possibilità di comprensione quando si parli di pene eterne, come quelle inflitte ai dannati dell'inferno.

  John Stuart-Mill riteneva che tutto questo approdasse a un dilemma: o Dio è infinitamente potente, ma non è infinitamente buono, oppure e viceversa, Dio è infinitamente buono, ma non è infinitamente potente, e – com'è ovvio - ripugnandogli la prima soluzione, inclinava per la seconda. E tuttavia anche questa appare come una scappatoia del tutto insufficiente, non foss'altro perché non tiene conto del terzo fattore che gioca in questo enigma: l'onniscienza. Ammettiamo pure che Dio non sia stato in grado di fare un mondo perfetto (ciò che, in questo caso, significa privo del male fisico e del male morale) e si sia rassegnato a fare il migliore dei mondi possibili, per usare ancora un'espressione leibniziana. Perché gli ha dato vita se era consapevole di questa insormontabile difficoltà? L'amore infinito di Dio per le sue creature non avrebbe dovuto trattenerlo dal dar loro un'esistenza così fragile?

Senza allontanarsi dal piano di un'etica a fondamento metafisico, si sono tentate e si continuano a tentare se non delle spiegazioni, quanto meno delle giustificazioni del dolore che hanno una certa presa su chi le accoglie e le fa proprie. L'elenco ne sarebbe lungo. Citiamone alcune fra le più ricorrenti.

Un primo gruppo è riconducibile alla tesi in forza della quale il dolore è uno stimolo indispensabile per far nascere la consapevolezza della fondamentale serietà della vita che ne verrebbe resa, così, anche più attraente e interessante. Ne deriverebbero conseguenze positive sia sul piano conoscitivo che su quello etico.[86] Eschilo,

---

86 *Una ipotetica vita condotta secondo una successione di piaceri si presenterebbe certamente più povera di umanità, si delineerebbe appiattita nella ripetizione di atti e gesti meramente funzionali, mentre la vita sofferta nel tentativo di rendersi ragione di se stessa è intenzionalmente rivolta ad allargare ed approfondire il senso del contesto in cui essa si svolge.* Così Armando RIGOBELLO (in *Il dolore come problema filosofico*, in

con icastica incisività, aveva scritto: Nel dolore la conoscenza.

Un'altra riposta, non molto lontana dalla precedente, è una variante del topos etico-teologico, al quale abbiamo già accennato, il quale considera la sofferenza come un pegno per un premio ultraterreno. Spesso si insiste anche sui vantaggi terreni del dolore (senza escludere quelli celesti): il dolore nobilita, affina, rende più sensibili alle sofferenze altrui.[87]

Secondo la versione paolina a causa di un solo uomo il peccato è entrato nel mondo e con il peccato la

---

Filosofia del dolore. Modi e interpretazioni della sofferenza – Atti del Convegno nazionale della Società Filosofica Italiana, Matera 3-5 ottobre 1991, Matera, BMG srl [1991?], pp. 32-33) e prosegue affermando: *Una prima proposta di senso è quindi quella che vede nella sofferenza una fonte di creatività. [...] Una diversa proposta è quella che conferisce senso al dolore facendone l'occasione per un insorgere della coscienza morale.* Ib.

87 *Bisogna aver [...] molto sofferto nel mondo, bisogna esser diventati molto infelici prima di poter anche soltanto parlare di cominciare ad amare il prossimo.* Così Marcello FARINA, *Più profonda è l'angoscia, più grande è l'uomo. Considerazioni sulla sofferenza nel "Diario" di S. Kierkegaard*, in Fabio Rosa (a cura di), *Il mio nome è sofferenza. Le forme e la rappresentazione del dolore*, Università degli Studi di Trento, Servizio di Stamperia e Fotoripoduzione 1994, p. 305. Qui sembra essere trascurato il caso, non del tutto infrequente, in cui il dolore continuato e acuto isola, isterilisce, paralizza e allontana irreparabilmente dagli altri chi lo prova.

morte.[88] L'intento di S. Paolo è evidentemente quello di scagionare Dio da ogni responsabilità per le sofferenze dell'uomo al quale soltanto è imputabile il cattivo uso del dono della libertà che gli è stato fatto e che ha generato come sua conseguenza (sembra di intendere naturale, prima ancora che come punizione) il dolore e la morte. Nello stesso tempo l'affermazione paolina dà conto anche delle sofferenze dell'innocente che derivano dal peccato di Adamo, coerentemente, del resto, con la tesi del Vecchio Testamento secondo la quale i figli scontano le colpe dei padri. Dio Creatore, nel suo primo progetto sull'uomo, non aveva messo in programma né dolore né morte. L'uomo ha peccato ed ha rovinato il piano del suo Creatore. – È vero! Ora soffrono anche tante creature innocenti. Ma è anche vero che tutti siamo membra di una umanità macchiata di cattiveria e di peccato:[89] così

---

88 S. Paolo, *Rom.* 5, 12. Il testo è chiaro e perentorio: *Propterea sicut per unum hominem peccatum in hunc mundum intravit, et per peccatum mors; et ita in omnes homines mors pertransiit, in quo omnes peccaverunt.* Questa affermazione è accolta pienamente dalla Chiesa cattolica: *a motivo del peccato è entrata la morte nel mondo con tutte le sue dolorose conseguenze* ("Enciclopedia Cattolica – vol. XI", Città del Vaticano [Firenze, Sansoni] s.d., sub voce: *sofferenza.*

89 Cfr. E. CANONICI, o.c., p. 67. – È appena il caso di notare che queste parole non sono altro che una trasposizione della nota affermazione agostiniana secondo cui l'umanità intera, per responsabilità di Adamo, si è trasformata in *massa damnationis.*

con semplicità eloquente un missionario comboniano riassume, oggi, la posizione classica di S. Paolo.[90]

E tuttavia si continua a restare inquieti e insoddisfatti. Anche ammettendo che l'umanità intera e tutti coloro che ne fanno parte siano divenuti massa damnationis, come voleva S. Agostino, e che questo spieghi il dolore dell'innocente, del bambino appena nato e di colui che non è palesemente capace di intendere, dove si colloca la sofferenza degli animali che non appartengono alla specie umana? Sono anch'essi responsabili di un peccato originario? Dinanzi a una domanda come questa un membro laico della chiesa anglicana, Cleve Staples Lewis, arretrava: almeno una

---

[90] Questi concetti, naturalmente, sono ricorrenti nella letteratura cattolica sull'argomento. Jean Claude LARCHET, ad esempio scrive (*Teologia della malattia*, Brescia, Queriniana 1993): *[...] secondo i Padri l'origine delle malattie, delle sofferenze, della corruzione e della morte nonché tutti i mali che affliggono l'umanità, va cercata nella sola volontà personale dell'uomo, nel cattivo uso che egli ha fatto del suo libero arbitrio, nel peccato che ha commesso nel paradiso.* (pp. 19-20); *È l'uomo stesso che genera con la propria colpa il proprio castigo.* (p. 26). *Essendo la "radice della natura umana", il suo prototipo, e contenendo l'umanità tutta intera, Adamo trasmette il suo stato a tutti i suoi discendenti. La morte, la corruzione, le malattie, la sofferenza diventano così appannaggio di tutto il genere umano,* (p. 27); *[...] le malattie che colpiscono gli uomini risultano imputabili non ai loro peccati personali, bensì al fatto che essi condividono la natura umana decaduta a causa della colpa del loro primo padre Adamo.* (p. 29).

gran parte di quella che sembra essere la sofferenza degli animali non deve essere necessariamente considerata come sofferenza nel vero senso della parola.[91] Siamo vicini alla concezione cartesiana, secondo la quale gli animali non sono realtà biologiche, in senso proprio, esseri viventi, ma macchine. Lo stesso autore sembra avvertire la difficoltà derivante dal sostenere una simile posizione e cerca allora una giustificazione, come sempre avviene in questi casi nel numinoso, in ciò che è inaccessibile a ogni esperienza: è possibile credere che la sofferenza degli animali non sia opera di Dio, ma sia iniziata per la malvagità di Satana e si sia perpetuata per l'abbandono da parte di Satana del suo posto,[92] una spiegazione oscura e tortuosa che aggrava il problema anziché risolverlo.

Tutte le considerazioni e tutte le teorie finora elencate non raggiungono il nucleo dolente del dolore, se è consentito introdurre un gioco di parole. È innegabile, ad esempio, che il dolore – o meglio: certe sofferenze, provate da certi individui, in certe circostanze – possa produrre delle conseguenze valutabili positivamente, a cominciare dal fatto elementare che, sul piano fisiologico, esso svolge una funzione di primaria importanza, come campanello di allarme (espressione sulla quale torneremo successivamente). Ma quella che non viene

---

91 Cleve Staples LEWIS, *Il problema della sofferenza*, Roma, Edizioni G.B.U. 1988, p. 113.

92 Ib., p. 116.

toccata minimamente è la necessità del dolore in sé, la sua fondazione ontologica. Rimane inesplicato perché l'universo sia stato concepito in modo da comprendere in sé stesso il male (in qualsiasi sua accezione) e la sofferenza umana. Certo, in questi termini il problema appare di natura squisitamente metafisica, ma è proprio questo il piano sul quale si muovono, nella loro essenza, le religioni ed è qui che esse si rivelano irrimediabilmente insufficienti. La varietà, la tortuosità, la contraddittorietà delle spiegazioni e delle giustificazioni addotte derivano, oltre che dalla delicatezza e dalla difficoltà dell'argomento, anche e soprattutto dal fatto che in un ambito puramente metafisico non vi è proposizione che possa essere provata. Qualsiasi risposta è valida o non valida nello stesso tempo. È soltanto un atto di adesione acritica individuale – la fede – che la rende, agli occhi del credente e soltanto ai suoi occhi, accettabile o non accettabile. E la fede, a sua volta, non può essere dedotta altro che da sé stessa.

Per quel che riguarda l'interpretazione paolina solo l'assuefazione più che millenaria ai suoi enunciati la rendono meno sorprendente e incoerente. A parte l'enormità, in sede morale, del principio della trasmissione ai figli di Adamo e poi a tutta l'umanità passata, presente e a venire, delle colpe dei padri (dov'è la giustizia divina? dov'è la responsabilità personale nei confronti degli altri e di Dio stesso?), a parte anche l'assenza di ogni riflessione critica sul testo veterotestamentario per quel che riguarda la narrazione del modo con il quale l'uomo è apparso sulla Terra, resta da capire come la onniscienza, la onnipotenza e la infinita misericordia divine siano conciliabili con il fallimento di un programma voluto da Dio e con le conseguenze devastanti che ne vengono fatte derivare e che Dio non poteva non prevedere. E se le prevedeva, perché non le ha prevenute?

Nell'interno del cristianesimo, tuttavia, vi è un problema immenso che i teologi si sono applicati a evadere più che ad approfondire:[93] Dio stesso (o Gesù, che con Dio si identifica) soffre. Soffre e muore. Anzi, la salvezza (o redenzione) dell'uomo può aver luogo solo attraverso la Passione di Cristo. Il rapporto tra Dio e il dolore, quale viene tradizionalmente e comunemente concepito, qui è capovolto. Il dolore travalica il creatore, abbraccia Dio e il mondo. La sofferenza di Gesù viene presentata come reale, effettiva e così intensa da sfociare nell'ultima, sconvolgente invocazione proferita sulla croce, nel momento culminante del martirio: Eli, Eli, lamma sabactani? che ha dato luogo a innumerevoli interpretazioni.

Jean Galot, in un suo eccellente saggio sulla sofferenza di Dio,[94] ricostruisce per sommi capi la storia dell'accoglienza fatta al principio secondo il quale Dio ha sofferto e soffre. L'affermazione, a suo avviso, è molto

---

[93] Parole di Jacques Maritain, citate in apertura di libro da Jean GALOT, *Il mistero della sofferenza di Dio*, Assisi, Cittadella Editrice 1975.

[94] Citato nella nota precedente.

antica, ma non è contenuta nel Vecchio Testamento (ciò che, senza essere erroneo, non sembra del tutto esatto: secondo alcune interpretazioni ebraiche il Messia realizza il suo compito attraverso la sofferenza). Vi fu chi, come Tertulliano, fece di questo asserto e della sua assurdità il perno, la sostanza della fede; vi fu chi, come Teodoro di Mopsuestia, Teodoreto e Nestorio, sostenne che Gesù ha sofferto ed è morto in quanto uomo e non in quanto Dio. I Greci, con il loro spirito razionalistico, trovavano scandaloso non tanto che Dio avesse sofferto, quanto che avesse voluto soffrire.[95] Ecc. Continuare a seguire questa vicenda non approderebbe a risultati significativi. Ricordo solo che il Galot, a conclusione, introduce sue riflessioni secondo le quali la sofferenza di Dio è un effetto dell'infinito amore di Dio per gli uomini e fa tutt'uno con esso. Da questa premessa discende, a suo avviso, un nuovo modo di intendere il senso del peccato. Il peccato è offesa reale a Dio, è il peccato che reca dolore a Dio, il quale soffre con l'uomo e per l'uomo.[96]

Riflessioni analoghe a quelle ora citate sono presenti in altri teologi contemporanei: Il dolore, la

---

95 Anche i cinesi trovavano sconveniente l'immagine del dolore di Dio (o di *un* Dio) e avevano difficoltà ad accettare il Cristo crocifisso che i primi missionari proponevano loro.

96 Kierkegaard aveva scritto nel suo diario: *soffrire è avere un segreto in comune con Dio* (citato in Fabio ROSA, cit., p. 302).

sofferenza, la morte, prima che essere un dramma della persona umana, sono il dramma di Dio. Sotto certi aspetti esso rimanda al problema della libertà e, ad altri livelli, si rifà allo stesso problema del limite e del nulla.[97] Paul Claudel ha scritto: Il Figlio di Dio non è venuto a distruggere la sofferenza, ma a soffrire con noi. Non è venuto a distruggere la Croce, ma a distendervisi sopra.[98] Padre David Maria Turoldo affermava: Anche Dio è infelice; essere amore è sua inevitabile pena.[99] Una citazione a parte merita la tesi avanzata da un giovane sacerdote, una decina d'anni fa, secondo la quale la malattia e le sue sofferenze sono rivelatrici della presenza del Cristo in coloro che ne sono afflitti. Egli, tuttavia, è il primo a riconoscere che questa - che è per lui una realtà provata più che una ipotesi - non scioglie il problema del dolore che, nella sua essenza, rimane un

---

97 CONGAR, RAHNER, TUROLDO, *Una visitatrice scomoda*, Brescia, Queriniana 1993, p. 63 (citato in: Arnaldo PANGRAZZI, *Perché proprio a me? Che cosa ho fatto di male? Perché il Signore permette il dolore? e Perché non interviene?*, Milano, Figlie di S. Paolo 1995, p. 37).

98 Citato in Benvenuto MATTEUCCI, *Lettere sul dolore di P. Claudel, E. Mounier, L. Bloy, B. Pascal*, Firenze, Libreria Editrice Fiorentina 1988, p. 63.

99 Citato in Giorgio TUPINI, *L'impotenza di Dio. Lo scandalo della sofferenza*, Cinisello Balsamo (MI), Edizioni San Paolo 1995, p. 175

mistero.[100]

Ritroveremo l'ipotesi di un dolore cosmico che avvolge e travolge sia il mondo dell'immanenza che quello della trascendenza, in tutt'altra sede e in tutt'altra dottrina (quella buddhista). Qui preme osservare che nello stesso cristianesimo, in concreto, questa supposizione o credenza – davvero centrale e suggestiva – ha ceduto ampiamente il posto all'immagine di Dio (e in ulteriore conseguenza di Gesù, della Madonna, dei Santi, ecc.) come forza consolatrice e protettrice (la resurrezione di Cristo è anche la vittoria di Dio sulla morte e sulla sofferenza, anche se, come è stato osservato, essa non si è rivelata sufficiente, almeno nell'immediatezza, a conseguire l'obiettivo). Nelle chiese cristiane le associazioni caritative, volte a lenire il dolore, a dare assistenza agli ammalati, si sono moltiplicate attraverso il tempo.[101] Come ha scritto, una quindicina d'anni fa, Paolo Miccoli l'impegno dei credenti si è

---

100 Cfr. Kris David STUBNA, *Present suffering as revelatory*, Roma, Tip. Poliglotta della Pontificia Università Gregoriana 1993.

101 Intorno al 1970 i *Volontari della Sofferenza* erano, in Italia, 65.000, i *Fratelli degli Ammalati*, 7.000, la *Lega Sacerdotale Mariana* comprendeva 4.000 aderenti e i *Silenziosi operai della Croce*, 143 (cfr. *I Volontari della sofferenza e la Chiesa*, ecc., cit., p.89). Naturalmente a questi dati riguardanti associazioni *specialistiche*, impegnate soprattutto nell'assistenza agli infermi, sono da aggiungere quelli, imponenti, di tutto il volontariato cristiano in Italia e altrove.

indirizzato non tanto a comprendere il dolore e il male, il cui senso rimane inspiegabile e misterioso, ma a redimerlo.[102]

Ben poco vi è da dire a proposito del musulmanesimo il quale non aggiunge nulla di nuovo o di significativo intorno ai temi che abbiamo finora toccato. Maometto conosce Giobbe, ma lo cita (nella sura detta intitolata I Profeti, 21, 83-84, e poi in quella della lettera, 38, 40-44) solo per la sua pazienza e per la sua fede che hanno meritato, poi, una ricompensa, in conformità al principio generale, fatto proprio anche dal Corano, secondo il quale Dio, al momento del giudizio finale, premierà i giusti e punirà i colpevoli. Infatti bene e male provengono fondamentalmente da Dio: Noi vi tenteremo nel male nel bene; poi verso di Noi tornerete (sura 21, 35-36). Tuttavia, anche i ginn, spiriti demoniaci, alcuni dei quali benigni e alcuni dei quali maligni, (evidente residuo di credenze antecedenti all'Islam di cui incrinano il monoteismo), possono avere un'influenza sugli uomini, e occorrerà allontanare ed esorcizzare i cattivi e attirarsi il favore dei buoni. Rimane, naturalmente, da spiegare come le azioni di un uomo possano essere oggetto di una attribuzione di positività o di negatività, visto che, nel credo musulmano, il destino di ogni essere vivente è fissato da Allah ab aeterno, ma non è questo un problema sul quale abbiamo motivo di soffermarci. Oltre

---

102 Cfr. Paolo MICCOLI, *Secolarizzazione della teodicea. Per un ripensamento dell'ordine del mondo e del senso della storia*, Vicenza, Edizioni L.I.E.F. 1986, p. 304.

tutto, esaminata da vicino la religione islamica non è così fatalista e determinista come viene dipinta in Occidente.

Sarà opportuno, invece, ricordare che, in seguito, si sviluppano, anche all'interno dell'Islam, movimenti ascetici e mistici, caratterizzati da un senso di angoscia che, ad avviso di alcuni interpreti, percorre la prima predicazione di Maometto (il quale, per altro, da ascetismo e misticismo era molto lontano). Questo sentimento si riferisce soprattutto al senso di sacro e vivo terrore del giudizio conclusivo.[103]

Naturalmente non si deve dimenticare che, se il contributo della dottrina religiosa musulmana al dibattito sulle origini e sul significato del dolore è privo di rilievo, l'apporto della medicina araba al sapere scientifico è, invece, determinante. Basterebbe ricordare che conosciamo diverse opere di Galeno, soltanto in forza della loro traduzione in arabo e che il Canone di medicina di Avicenna fu testo di riferimento per tutto il Medioevo in questa disciplina. Lo stesso Avicenna classificò quindici tipi di dolore e sembra che abbia intuito il carattere specifico della sensazione dolorosa.[104]

Il buddhismo è una concezione del mondo e della vita che pone risolutamente il dolore al centro della

---

103 Cfr., su questo tema, Michelangelo GUIDI, *Storia della religione dell'Islam*, in *Storia delle religioni* (a cura di Pietro Tacchi Venturi), vol. II, Torino, UETE 1936, pp. 294-306.

104 Cfr. J.J. BONICA, o.c., p. 3.

sua attenzione. Pochissime altre dottrine lo fanno; tra queste il jainismo, che sorge quasi contemporaneamente al buddhismo (ma si esaurirà assai presto) e che impone il rispetto per ogni forma di vita. Il nucleo essenziale del buddhismo è di un'estrema semplicità e si riassume nelle quattro nobili verità rese note dal principe Siddharta, vissuto nel VI-V sec. a.C. e a cui fu attribuito l'appellativo di Buddha (colui che si risveglia, l'illuminato): 1. L'esistenza è dolore; 2. L'origine del dolore è il desiderio; 3. L'eliminazione del desiderio porta alla cessazione del dolore. 4. La via che conduce alla rimozione del dolore è il nobile ottuplice sentiero (e cioè otto vie, che verranno subito dopo indicate, attraverso le quali raggiungere la salvezza finale, il nirvana).

Naturalmente l'elementarità è più apparente che reale. Il buddhismo ha alle sue spalle la religione brahmanica e, più oltre ancora, le credenze contenute nei libri sacri indù, i Veda e i Vedanta, ciò che non vuol dire che ad esse sia riducibile: si tratta, infatti, di una visione con tratti di originalità di grande rilievo. L'intuizione iniziale – che, secondo la tradizione, nacque dall'incontro, con effetti spiritualmente traumatizzanti, del giovane Siddharta, vissuto fino ad allora negli agi che procurano la ricchezza e il potere, con un vecchio, un ammalato, un morto, e cioè con le principali forme in cui il dolore si manifesta – si svilupperà e si ramificherà a dismisura in seguito dando luogo a una molteplicità di versioni non tutte concordanti tra loro e dense di riflessioni sottili e di controversie dottrinali. Soprattutto quella che era un'esigenza etico-filosofica, impregnata di un'intensa spiritualità, di carattere sostanzialmente immanentistico, si trasferirà sempre più sul piano delle religioni positive, dando luogo a un sacerdozio, a un culto, a dei rituali, a precetti particolari, ecc. e, insomma, a una vera e propria confessione. Anzi, in certo modo, a più religioni o a più confessioni, visto che in ogni paese in cui è fiorito (e i paesi sono oltre ottanta) il buddhismo ha un suo volto.

Che l'esistenza sia dolore è, chiaramente, un'affermazione perentoria di natura metafisica. Il contesto lo conferma. Il termine sanscrito dukka non significa semplicemente sofferenza; sta a indicare anche il mutevole, il cangiante. In questo senso è dukka anche un'esperienza contingentemente piacevole, ma che, proprio perché tale, è destinata a estinguersi. Non solo la sofferenza viene a identificarsi con l'esistere (la nascita stessa è dukka), ma vi è un'identificazione tra la realtà, il cosmo e il dolore: quello degli esseri viventi non ne è che una conseguenza, o meglio una specificazione. La consapevolezza della coincidenza tra esistere e soffrire è, sì, un punto di partenza, ma è anche un punto di arrivo, frutto a sua volta di meditazione, di analisi interiore stimolata dagli eventi esterni di cui tutti siamo testimoni e partecipi: la nascita, la malattia, la vecchiaia e la morte.

Si aggiunga che ogni essere vivente viene ritenuto composto di più elementi (dhamma) provenienti dal mondo esterno che si raggruppano in cinque strutture fondamentali (skandha) che, alla morte dell'individuo, si scompaginano e si ricompongono in modo diverso.

Poiché il buddhismo crede fermamente nella reincarnazione, ma non riconosce un anima che rimane identica a sé, come principium individuationis, ne deriva che a suo riguardo non si può parlare di metempsicosi, ma di un trapasso a una diversa condizione di un soggetto che non ha nulla di durevole o, tanto meno, di immortale o di eterno (tutto diviene incessantemente ed è propria questa la fonte prima del dolore). La morte segna quindi il passaggio da una forma di vita a un'altra forma di vita la quale è una conseguenza del modo con il quale si è vissuti in precedenza. Quanto più rettamente ci si comporta tanto maggiori divengono le probabilità di avere, nell'occasione successiva, una vita spiritualmente migliore e, alla fine, di cessare di esistere. Il principio o legge (karma) che regola questi passaggi ha grande importanza nella dottrina buddhista, sia dal punto di vista teorico, sia – e ancora di più – dal punto di vista pratico perché giustifica e, per così dire, consacra la condizione in cui ciascuno di noi nasce: la miseria per i poveri, gli agi per i ricchi (il buddhismo non disconosce le caste e non si interessa alle credenze religiose che, direttamente o indirettamente, le legittimano, anche se fra i monaci in quanto tali ogni differenza sociale viene meno).

  La seconda verità, secondo cui la causa della sofferenza è il desiderio (tanha: la sete), fa dell'ignoranza, che ci spinge a cercare sempre nuove esperienze, ognuna delle quali si rivela poi insoddisfacente e provoca un ulteriore impulso a cercare in una direzione diversa, l'essenza del dolore. Di qui la necessità per il saggio di allontanarsi dai piaceri fuggevoli e ingannatori e ritirarsi nella riflessione interiore. La terza ammette la possibilità di una liberazione (nirvana) e quindi della cessazione del dolore, eliminandone le cause. Che cosa sia propriamente il nirvana non è facile dire: le interpretazioni sono controverse. Secondo alcuni, per gli illuminati che lo raggiungono (il primo è stato proprio Buddha), si tratta di una condizione di gioia, di felicità perfetta, e quindi di uno stato positivo e reale; secondo altri, invece, con l'estinzione totale del desiderio si ha anche l'estinzione totale del proprio esistere (il raggiungimento del non-essere; l'essenza del vuoto).[105] Alcune correnti buddhiste (tra cui quella Mahayana o del "grande veicolo", una delle più importanti) arrivano ad ammettere il paradiso o, se vogliamo, una forma particolare di beatitudine paradisiaca.

La quarta e ultima verità definisce otto vie per arrivare alla liberazione: retta visione, retta risoluzione, retto parlare, retto agire, retto modo di sostentarsi, retto sforzo, retta concentrazione, retta meditazione. È per noi

---

[105] In uno scritto il nirvana viene comparato a un isola che scompare, sommersa dalle acque di un fiume in piena: *Quest'isola incomparabile, in cui ogni cosa sparisce ed ogni attaccamento cessa, io la chiamo il nirvana, distruzione della vecchiaia e della morte.* Cfr. *Testi di morale buddistica* (a cura di Paolo Emilio Pavolini), Lanciano 1912, p. 95. – Altrove il Buddha stesso lo definirà *L'estinzione che riconduce alle origini, e non rinnuova la vita e la morte.* Cfr. Carlo PUINI, *Mahaparinirvana-sutra, ovvero il libro della totale estinzione del Buddha nella redazione cinese di Pe-fa-tsu*, Lanciano, Carabba 1911, p. 79.

interessante che nell'invito a nutrirsi appropriatamente rientri, fra l'altro, il divieto di ricorrere a bevande alcoliche, una proibizione ribadita poi nei cinque precetti con riferimento alle sostanze inebrianti e, per conseguenza ulteriore, agli stupefacenti e perfino alle spezie. Si ribadisce così, se ve ne fosse bisogno, che il processo di distacco dalle sensazioni, dagli impulsi, dalle passioni e, in definitiva, dal mondo deve avvenire esclusivamente attraverso un'operazione della mente (il superamento assoluto dell'ignoranza) che porti al dominio di sé.[106] Se di ascesi si tratta, siamo in presenza di un'ascesi conoscitiva.

Ai nostri fini, e senza inoltrarci nelle complesse regole che da questi presupposti sono state fatte derivare e nelle dispute che le accompagnano, questa sintesi di poche righe è sufficiente. Il dolore cosmico, la sua deduzione dal desiderio, la possibilità di estinguerlo in assoluto, il ricorso alla purificazione interiore come via fondamentale per conseguire il fine sono tutti principi che si muovono su un piano metempirico o diciamo, più risolutamente, trascendente. Non vi è alcuna analisi delle cause concrete, e sia pur contingenti, delle sofferenze (manca, in definitiva, un'eziologia del dolore che non sia puramente metafisica); nascita, malattia, vecchiaia, morte, delle quali pure si riconosce la diversità, vengono poste sullo stesso piano (manca una topografia del

---

106 Il Buddha in punto di morte rifiuterà i farmaci: *La mia mente non è inferma; sono inferme le membra.* Ma tutto il *Mahaparinirvana-sutra* insiste sulla preminenza assoluta della mente rispetto a tutto il resto.

dolore fondata su un'esperienza ragionata); le cause sociali del dolore sono pressoché del tutto trascurate (lotte per il potere, distinzioni in classi, governi oppressivi, guerre, ecc.) così come, del resto, le grandi catastrofi naturali (manca una diagnostica differenziale del dolore). Occorre ricordare, tuttavia, sia che il Buddha, dopo una prima fase intimistica delle sue meditazioni, rivolse la propria attenzione agli altri per metterli a parte delle sue conquiste spirituali, sia che i monaci che ne seguono la dottrina costituiscono delle comunità regolate da principi solidaristici.

Inoltre la dottrina buddhista non è priva di conseguenze sul piano pratico. Ve ne sono, anzi, alcune di importanza più che ragguardevole e di valore altamente positivo. Gli editti di Aśoka (nome che significa: immune da dolore), detto anche Piyadassi (dal benevolo sguardo), che regnò su una vasta area del subcontinente indiano, ne costituiscono un eccellente esempio. Vissuto nel III sec. a.C. (il periodo in cui vennero alla luce i testi fondamentali della tradizione buddhista), iniziato egli stesso al buddhismo, Aśoka ispirò fermamente i suoi criteri di governo alla Pietà, respingendo la guerra e ogni forma di violenza: Non v'è dono che sia pari al dono della Pietà, all'insegnamento della Pietà. In ciò consiste la Pietà: amabilità verso gli schiavi e i servi, obbedienza alla madre e al padre, liberalità verso gli amici, i familiari e i parenti e verso i samani e i brahmani, astensione dall'uccidere esseri animati.[107] – Poiché questa è la regola: governare con la

---

107 *Gli editti di Aśoka*, Firenze, La Nuova Italia 1960, p. 37.

Pietà, amministrare con la Pietà, proteggere con la Pietà.[108]

Questi orientamenti possono essere interpretati come l'applicazione alla vita associata e al suo governo della via, indicata dal Buddha, del bodhisattva (colui che si impegna a risvegliare gli altri). Infatti, egli, una volta raggiunta la verità e l'illuminazione, non si chiuse in sé stesso, come in un primo momento fu tentato di fare, ma si rivolse agli altri, si creò dei discepoli, una scuola, vincolato al resto dell'umanità da un sentimento di compassione e di solidarietà, (dove il primo termine va inteso nel senso etimologico di "soffrire insieme"). Il messaggio buddhista, come avviene in molte religioni della salvezza (se e in quanto di religione si tratti), è un messaggio d'amore: Come una madre il caro, unico figlio a costo della vita difende, così si eserciti la mente in illimitato amore verso tutte le creature.[109]

In conclusione, le religioni non hanno dato alcun apporto alla conoscenza dei fondamenti fisiologici del dolore. Anzi, il più delle volte hanno costituito un serio ostacolo alla loro nascita e al loro sviluppo, sia indirettamente, fornendo spiegazioni e interpretazioni del fenomeno, prive di ogni riscontro empirico e di ogni possibilità di verifica che hanno sostituito e scacciato quelle più documentate e argomentate, sia direttamente

---

108 Ib., p. 55.

109 *Testi di morale buddistica*, cit., p. 87.

con proibizioni (come quelle riguardanti la dissezione dei cadaveri) basate puramente su presupposti astratti, su emozioni, su timori atavici o perfino su pregiudizi. In definitiva, per lungo tempo, hanno favorito il versante magico della pratica medica a discapito di quello scientifico.

Sul piano etico-sociale, invece, hanno dato (e continuano a dare) un contributo notevolissimo all'alleviamento delle sofferenze in due modi: introducendo, appunto, teorie esplicative del dolore e delle sue cause che, per quanto fantasiose, irrazionali o addirittura contraddittorie, sono state largamente accolte dai credenti in questa o in quella fede (e cioè dalla grande maggioranza della popolazione umana) attenuandone o eliminandone gli atteggiamenti di esasperazione e di disperazione; intervenendo concretamente con opere di assistenza nei confronti di tutti coloro che, per i più diversi motivi, erano colpiti dalla sofferenza: si può dire che non vi sia religione, almeno tra quelle di maggiore diffusione, che non abbia sue pratiche caritative.

Ma, dall'altro lato, e sempre sul piano etico-sociale, alcune di esse sono state fonte, sia pure indirettamente, di altri tipi di sofferenze non lievi, ad esempio, con il naturale senso di colpa aggravato fino a farlo divenire senso sacrale del peccato contro Dio, con la minaccia delle pene più diverse e più terrificanti in caso di mancato rispetto di certi precetti spesso non criticamente vagliati e addirittura di un'eternità di sofferenze di cui non se ne potrebbero dare di maggiori (il male senza alcun bene, secondo una formula classica). Tutte le religioni si sono impegnate, quale più quale meno, a combattere gli effetti degli aspetti socio-politici del dolore, ma molto raramente a rimuoverne le cause.

Il Medioevo

Nel Medioevo il problema del dolore fisico è appena sfiorato. I soli a dedicarvi qualche attenzione sono gli arabi e poi la scuola salernitana. Del resto, nel suo insieme, la cultura scientifica dei secoli che vanno, all'incirca, dal V al XIV-XV secolo d.C. è impegnata, nella migliore delle ipotesi, nel recupero delle conoscenze a cui si era pervenuti nell'età classica. Il recupero è parziale e i passi in avanti compiuti in modo autonomo sono pochi e poco rilevanti. Anche la medicina è coinvolta in questo fenomeno che è, al tempo stesso, di stagnazione e di dispersione.

Vi è, senza dubbio, la ricerca di un anestetico da usare durante gli interventi chirurgici. Lo strumento tipico diverrà la spugna soporifera, a cui già si è fatto cenno, impregnata di varie sostanze e fatta odorare al paziente. Sulla sua composizione ci sono giunte diverse ricette. Una delle più antiche risale al IX sec.: oppio mezza oncia, succo delle foglie di mandragora otto once, succo di cicuta fresca, tre once di succo di giusquiamo, con acqua in quantità sufficiente da formare un liquore, fallo assorbire in una fresca e secca spugna ed essicca accuratamente. Quando vuoi adoperare la spugna, immergila in acqua calda, ponila sul naso e fai fare al paziente profondi respiri fino a che si è addormentato. E se lo vuoi svegliare, applica al naso un'altra spugna bene intrisa di aceto e così arresterai il sonno.[110]

---

110 R.H. MAJOR, o.c., p. 251. Si tratta, come annota G. BELLUCCI (o.c., pp. 4 e 6) dello *Ypnoticum Audiotorium*,

Nello stesso secolo, il grande medico arabo Rhazes (Abu Bakr Mohammed ibn Zakaria), oltre a far ricorso a farmaci derivati dall'oppio, combatteva il dolore in vari modi: infusi, pillole, enemi, estratti fermentati, supposte e rimedi esterni come cataplasmi.[111] Avicenna (X-XI sec.), il cui Canone restò un classico della medicina per almeno 500 anni, conosceva con certezza l'oppio, visto che mette in guardia contro la sua tossicità, del resto nota anche a Plinio.[112] Un altro medico arabo, Ibn Baithan, parla di una mescolanza di grani di oppio, giusquiamo e mandragora da usare come antidolorifico.[113]

La celebre Scuola Salernitana (che fu fondata nel 1075 ed ebbe vita fino alla metà del XVII sec.) aveva elaborato un Antidotarium, ispirato alla medicina araba e

---

riportato nel Codice 69 dell'Abbazia di Montecassino e che, con tutta verosimiglianza, è all'origine della *spongia soporifera* della Scuola Salernitana e dei molteplici preparati analoghi che, soprattutto nel Basso Medioevo, sono noti in più parti d'Europa. Il loro uso, tuttavia, pare fosse piuttosto limitato, sia per la loro scarsa efficacia, sia per le polemiche che suscitarono alcune loro imprudenti applicazioni.

111 K. HAEGER, o.c., p. 184.

112 Cfr. R.H. MAJOR, o.c., p. 225, e, L. REUTTER DE ROSEMONT, cit., p. 482. Secondo R. MELZACK; P.D. WALL (o.c., p. 219), Avicenna sarebbe morto a causa dell'assunzione di un'eccessiva dose di oppio.

113 Cfr. L. REUTTER DE ROSEMONT, cit., p. 482.

suddiviso in Antidotaria magna et parva. Questi ultimi contenevano un'altra formula per spugne anestetiche: oppio, giusquiamo, mandragora, cicuta, more di rovo, lattuga,[114] edera. Per svegliare il paziente si suggeriva di far ricorso a succo di finocchio introdotto nelle narici. Un altro formulario è dovuto a Magister Salernus (seconda metà del XII sec.) ed è contenuto in un suo Compendium. La sua proposta di far ricorso anche a cataplasmi di oppio, giusquiamo e mandragora viene considerata come un primo accenno all'anestesia locale. Qualche tempo dopo, Gilberto Anglico (prima metà del XIII sec.) compone una nuova ricetta per la spongia somnifera e una bevanda fatta, press'a poco, con gli stessi ingredienti. Sempre del XIII sec. è la scoperta dell'etere solforico (vetriolo dolce), che alcuni attribuiscono a Raimondo Lullo, mentre Guido Lanfranchi consiglia l'applicazione dell'oppio sulle ferite per calmare il dolore (anche questa, dunque, una forma di anestesia locale).[115]

Un altro rimedio contro il dolore, in uso nel Medioevo, era la cauterizzazione che trovava larga applicazione in numerose patologie, spesso molto lontane fra loro. Veniva raccomandata, ad esempio, anche per la cura della melanconia (ossia delle sindromi depressive) con interventi alla testa (lo scopo era quello

---

114 Secondo L. Reutter de Rosemont (o.c., p. 483) l'oppio e il succo di lattuga (*lactocarium*) venivano talvolta confusi tra loro.

115 Cfr., per queste notizie, R.H. MAJOR, *passim*.

di restituire al cervello l'umidità normale il cui prosciugamento si riteneva fosse la causa della malattia).[116]

Naturalmente vien fatto di chiedersi: fino a qual punto i medici si avvalevano di questi mezzi testimoniati, teoricamente, dai documenti che ci sono pervenuti? Queste pozioni avevano una reale efficacia? Erano prive di conseguenze negative? A queste domande non abbiamo risposte certe. Sappiamo che vi erano dei casi di guarigione, ma essi possono essersi realizzati nonostante la cura adottata o al di fuori di essa. Certamente si era posto il problema – presente anche nell'anestesia moderna – del dosaggio delle varie componenti. Ad esempio, l'impiego della cicuta imponeva ovviamente delle cautele. La varietà delle ricette per confezionare una spugna soporifera è una prova, indiretta ma chiara, di queste difficoltà. Ci è noto che, in epoca più tarda, l'uso dell'oppio è stato proibito, a causa dell'elevato numero di decessi che si registrava dopo il suo impiego,[117] ma è difficile dedurre da questa informazione che cosa avvenisse nel periodo che ci interessa. Vi è chi afferma che ai barbieri, ai cerusici, ai

---

116 Cfr. Mario TABANELLI, *Tecniche e strumenti chirurgici del XII e del XIII secolo*, Firenze, Olschki 1973.

117 Cfr. K. HAEGER, o.c., p. 185. Lo stesso Haeger riferisce che anche in altre culture sono state usate sostanze tossiche a fini anestetici: gli Incas, a questo fine, ricorrevano alla scopolamina, un veleno estratto dalla datura. (ib., p. 184).

medici ospedalieri, ai quali affluiva la massa dei pazienti, rimase occulto il segreto delle erbe [soporifere].[118]

Ad ogni modo, secondo alcuni, il tipo di dolore dominante nella società medievale è quello psichico o morale. Sappiamo tutti che la civiltà medievale ha componenti sadiche e masochiste che affiorano sempre, che è una civiltà tipicamente angosciata, con complessi di colpa che generano paure e distorsioni mentali fatte apposta per rendere infelici.[119]

A questo riguardo è degno di nota l'atteggiamento nei confronti della sofferenza di alcune sette eretiche e in particolare di quella dei catari, per i quali dolore e morte sono necessari alla salvezza del credente. Gli appartenenti alla setta affrontano quindi, non solo con coraggio, ma anche con fierezza, le persecuzioni di cui sono fatti oggetto a causa delle loro convinzioni. Nella concezione dualistica della realtà,

---

118 F. BALDISSERA; G.M. PACE; o.c., p. 65. Gli stessi AA. Ricordano che nel XVII secolo, quando il barbiere-chirurgo Bailly de Troyes si provò ad anestetizzare, con droghe, i suoi pazienti sollevò la protesta risentita delle corporazioni mediche, una protesta che lo portò a una condanna in tribunale. C'era il disprezzo di allora del medico nei confronti del chirurgo, ma c'era anche la paura delle conseguenze di una somministrazione di sostanze pericolose.

119 Gustavo VINAY, *Discorso di apertura*, in "Convegni del Centro di studi sulla spiritualità medievale", *Il dolore e la morte nella spiritualità dei secoli XII e XIII. 7-10 ottobre 1962*, Todi, Accademia Tudertina 1967, p. 13.

tipica dei catari, il dolore e la morte sono il mezzo per vincere il male (la materia) e far trionfare il bene (lo spirito). È particolarmente interessante, tuttavia, che per i catari non vi sia alcuna connessione tra il male e il peccato. Questa concezione arriva fino al punto da far vedere come detestabile la vita, inevitabilmente connessa con le esigenze del corpo. Si manifesta perfino un'inclinazione al suicidio collettivo. È per noi evidente, oggi, che queste teorie legittimavano e irrobustivano la forza d'animo che i catari dimostravano di possedere nei confronti dei loro persecutori: la prospettiva della morte, lungi dall'intimorirli, li esaltava.

A riflessioni che avrebbero, invece, come loro oggetto principale la vastità e la profondità del senso di colpa nella società dell'epoca condurrebbe, con tutta verosimiglianza, un'indagine sulle sette dei Flagellanti, nate nel XIII secolo (ma è da ricordare che nemmeno oggi è scomparso del tutto l'uso del cilicio, la pratica di infliggersi mortificazioni, penitenze, di far fioretti, ecc.).

L'età moderna

Per quel che riguarda il tema del dolore il Medioevo sembra proseguire nell'età moderna ancora per più secoli. Per molto tempo appare una questione marginale, priva di interesse. Le novità sono poche e scarsamente significative. Nel XV secolo è ancora in onore la spugna soporifera: il cavaliere teutonico Heinrich von Pfolspeundt e Hyeronimus Brunschwig ne danno ciascuno una loro personale versione.[120] Giovanni De Vigo (vissuto tra la fine del XV sec. e gli inizi del XVI), per combattere il mal di denti pensa alla aqua vitae (e cioè all'alcool) e a preparati che comprendono giusquiamo, melograno, sommaco, aceto e pelle di vipera.[121] Nella prima metà del XVI sec., Paracelso (Teofrasto Bombasto di Hohenheim) descrive l'azione dell'oleum vitrioli dulce" (composto in parti uguali da alcool ed etere solforico) sui pulcini e, per taluni, deve essere considerato il padre dell'anestesia (un appellativo che, come ormai risulta chiaro, potrebbe essere attribuito a molti).[122] Ma il Paré, celebrato come uno dei più grandi chirurghi di ogni tempo, respinge ogni forma di anestesia, anche se sostituisce – finalmente – con una miscela di rosso d'uovo, olio di rose e trementina, l'olio bollente con il quale, in precedenza, venivano trattate le ferite ritenute

---

120 Cfr. R.H. MAJOR, o.c., p. 397.

121 Cfr. R.H. MAJOR, o.c., p. 343.

122 Cfr. R.H. MAJOR, o.c., p.354; G. BELLUCCI, o.c., p. 10.

infette.[123]

Solo l'anatomia fa progressi. Nel 1543 compare la grande opera di Vesalio, De humani corporis fabrica, la cui importanza è stata comparata alla teoria copernicana resa nota nello stesso anno. Certo, l'evento non riguarda direttamente il nostro argomento, ma è evidente che, senza una solida base di conoscenze anatomiche anche elementari, nessuno sviluppo delle altre branche della medicina è possibile. E perché questo avvenga occorrerà ancora un'attesa non breve. Unica acquisizione di rilievo: la convinzione sempre più diffusa che il dolore fosse un'esperienza trasmessa attraverso i nervi del tatto ed elaborata dal cervello. Ma è da notare che ancora nel XVII secolo vi è chi, come Harvey, mantiene fede alla tradizione aristotelica e colloca nel cuore il centro della sensibilità, ivi compresa quella dolorosa.[124]

Qualche segnale viene dal XVII secolo, in primo luogo per merito di Cartesio, il quale fa riferimento a una anatomia irreale, del tutto fantastica; compie gravi errori in fisiologia,[125] (basta pensare alla collocazione nell'epifisi – la ghiandola pineale – della sede dell'anima); elabora una dottrina molto discutibile e molto discussa che fa del corpo umano una macchina, e forse è vero che non risponde pienamente a verità la scoperta dell'arco

---

123 Cfr. R.H. MAJOR, o.c., p. 389.

124 Cfr. J.J. BONICA, o.c., pp. 3-4.

125 Cfr. R.H. MAJOR, o.c., p. 445.

riflesso generalmente attribuitagli,[126] ma, pur con tutti questi limiti, egli, oltre a far riferimento al cervello come centro della sensibilità, apre una discussione, offre uno schema di riferimento, ridefinisce e rinnova le conoscenze precedenti.

L'aver concepito il corpo umano come un insieme di parti definite (o ben definibili) poste in rapporto tra loro secondo leggi appartenenti alla fisica meccanica può essere un errore dal punto di vista ontologico o da quello biologico, o ancora da entrambi i punti di vista, ma, metodologicamente, offrì uno strumento di indagine formidabile: da allora si trattò di individuare gli organi, studiandoli dapprima ciascuno in sé stesso per poi coglierne il funzionamento nella sua articolazione con gli altri. Erano le premesse non solo dell'anatomia topografica, ma anche della fisiologia.

L'attenzione torna a fermarsi sul cervello, sulle sue funzioni e sui suoi rapporti con le altre parti del sistema nervoso. L'indagine è resa molto difficile da fattori eterogenei. Alcuni di questi sono di carattere tecnico. Il tessuto nervoso non si presta a essere

---

126 Cfr. Renato MAZZOLINI, *Schémas et modèles de la machine pensante (1662-1762)*, in *La Fabrique de la Pensée: La découverte du cerveaux de l'art de la mémoire aux neurosciences (aux soins de Pietro Corsi)*, Milano, Electa 1990, p. 72. Il Mazzolini ricorda che la teoria dell'arco riflesso è stata delineata soltanto nel 1833 (il *De homine* cartesiano è del 1662), ma riconosce a Cartesio il merito di avere messo in luce la questione degli automatismi fisiologici.

esaminato come gli altri tessuti. Per lungo tempo non si riesce a fissarlo perché ne sia consentita l'osservazione al microscopio, il neurone è un labile e fragile filamento che sembra dissolversi al solo toccarlo. Il cervello si rivela un organo assai complesso con una molteplicità di connessioni che non sempre si riesce a ricostruire. Svolgono un ruolo negativo i pregiudizi di carattere ideologico. Una buona parte delle energie dei ricercatori va spesa in una diatriba che, a dirla crudamente, oggi appare insensata e che riguarda la sede da assegnare all'anima. Pesa, naturalmente, anche il fardello delle vecchie teorie, spesso fantasiose, ma accreditate da una lunga tradizione.

Cartesio aveva concepito il cervello come una macchina, trovando in questo il pieno accordo di Nicola Stenone che, nel suo discorso sull'anatomia di questo organo, però, lo critica severamente, per la questione della ghiandola pineale. Era d'ostacolo, poi, all'identificazione delle funzioni svolte dal cervello la convinzione, per il vero un po' singolare, di Cartesio che il cervello stesso fosse l'organo unico di un'anima indivisa.

Tra la metà del XVII e la metà del XVIII secolo, nonostante ostacoli di questo tipo, le ricerche sul tema si succedono alle ricerche, le pubblicazioni alle pubblicazioni. Nella sua opera Cerebri anatome, nervorumque descriptio et usus (1664) Thomas Willis, oltre ad attribuire la facoltà dell'immaginazione al corpo calloso, la memoria alla corteccia cerebrale, ecc., associa il sensorio comune e i movimenti volontari al corpo striato. Un anno dopo esce il De cerebro di

Malpighi, seguito a breve distanza di tempo dal De cerebri cortice. Anche se non sembra rispondere a verità la scoperta attribuitagli delle cellule nervose, il Malpighi comincia a delineare i rapporti tra sistema nervoso centrale e sistema nervoso periferico, con particolare riferimento alle papille della lingua (che egli ritiene essere le estremità di fibre nervose in funzione di recettori). Poco dopo (1666) scoprirà le papille dermiche. A Malpighi si deve anche l'intuizione della specificità degli organi di senso. Le sue descrizioni del cervello sono rigorose e di grande accuratezza, ma ciò non gli impedisce di attribuire all'organo una struttura vescicolare: il cervello sarebbe composto di ghiandole che secernono dei succhi, i cosiddetti spiriti animali. Sempre nel XVII secolo, Giorgio Baglivi avanzò l'ipotesi di una relazione tra le meningi e le altre membrane del corpo e in particolare con quelle che circondano i nervi e che delle meningi sarebbero la continuazione, con funzioni di controllo delle trasmissioni nervose.

Nel XVIII secolo, Robert Whytt sostenne una teoria secondo la quale esisteva un principio sensitivo che percorre tutto il sistema nervoso, ha la sua sede nel midollo spinale e raccoglie gli stimoli del movimento. Di grande importanza, ai fini dell'argomento preso in esame, è l'opera di Albrecht von Haller, De partibus corporis humani sensibilibus et irritabilibus (1753). Vi si affermava che le diverse parti del corpo sono da distinguere in irritabili e sensibili (o elastiche). Erano irritabili gli organi che reagivano allo stimolo contraendosi; erano sensibili le parti che, stimolate, davano luogo a dolore. Altrettanto significativo è il fatto che nel Settecento comincia a introdursi la convinzione che i nervi trasmettano modificazioni del loro stato (in precedenza si riteneva che trasmettessero le immagini o le apparenze degli oggetti). Siamo ancora lontani, tuttavia, da una ricognizione esatta delle caratteristiche dei nervi (molti li concepiscono con una struttura simile a quella dei vasi sanguigni, nella cui cavità, anziché scorrere sangue, passano succhi nervosi; altri li paragonano a corde musicali), anche se la tendenza è quella di cercar di sostituire agli spiriti animali qualcosa di identificabile materialmente.[127] Sul finire del secolo Erasmus Darwin, nonno di Charles anticipa la teoria dell'intensità del dolore.[128]

In definitiva, però, è solo nel XIX secolo che la neurofisiologia, divenuta sperimentale, è in grado di intraprendere la via che porta anche a una concezione più corretta del dolore.

Nel 1811 compare New Idea of the Anatomy of the Brain di Charles Bell (cui si devono, in precedenza, anche pregevoli incisioni che raffigurano il sistema nervoso). In questa opera Bell illustra diverse funzioni dei nervi in corrispondenza con le zone cerebrali da cui si dipartono e dimostra, con esperimenti condotti su animali, che le radici dorsali dei nervi spinali hanno funzione sensitiva, mentre le radici ventrali ne hanno una

---

127 Cfr. per tutte queste informazioni R. MAZZOLINI, o.c., e, più precisamente, le pp. 68-143 che qui si è tentato di riassumere nel modo più succinto possibile.

128 Cfr. J.J. BONICA, o.c., p. 4.

motoria, confermando in proposito le osservazioni di François Magendie (tra i due nascerà una vera e propria contesa sulla priorità della scoperta).

Successivamente (1846) Ernst Heinrich Weber mette in chiaro che le sensazioni tattili vanno distinte da quelle dolorifiche e, nello stesso tempo, conduce studi sulla misurazione della sensibilità che aprono la strada alla fondazione fisiologica della psicologia con Rudolph Hermann Lotze e Gustav Theodor Fechner. Su questa base si fonderà la convinzione che è possibile anche una psicologia sperimentale, in grado di enunciare delle leggi. Ne derivavano, infatti, i concetti di soglia minima (e massima) della eccitabilità in rispondenza a uno stimolo e la formulazione della legge di Fechner (la sensazione cresce come il logaritmo dello stimolo) che consentiranno un analogo tipo di studi e di considerazioni sugli stimoli dolorosi.

Nel decennio tra il 1830 e il 1840, Johannes Peter Müller poneva termine alla disputa più che millenaria sulla sede centrale delle sensazioni dimostrando definitivamente che il loro centro era da collocare nel cervello ed elaborando, contemporaneamente, la teoria delle energie nervose specifiche: ogni senso dispone di propri nervi e trasmette gli stimoli secondo le proprie caratteristiche, non secondo quelle che appartengono alla fonte dello stimolo. Per quel che riguarda il dolore, questa dottrina aprì una controversia destinata a durare un centinaio di anni fra due scuole diverse e contrapposte: quella, appunto, dei sostenitori della teoria sensoriale (o della specificità) e quella di coloro che si affidavano alla teoria intensiva.

Secondo la prima il dolore era una specifica forma di sensibilità con il suo proprio apparato sensitivo, indipendente da quella del tatto e degli altri sensi.[129] La formulazione più precisa di questa posizione – che vede fra i suoi anticipatori Avicenna, Cartesio, Malpighi, Lotze - fu data, su base sperimentale, dal grande endocrinologo tedesco Moritz Schiff (già discepolo di Magendie), nel 1858. Nei decenni successivi le ricerche di una molteplicità di scienziati (O. Funke, M. Blix, A. Goldscheider, H.H. Donaldson, M. von Frey, W.G. Spiller, E. Martin, ecc.) confermarono e svilupparono questa tesi.

La teoria intensiva fu anticipata, come abbiamo visto, da Erasmus Darwin e, in seguito, da altri tra cui lo stesso Weber e definita, nel 1874, da Wilhelm Heinrich Erb, per il quale ogni stimolo sensoriale causava dolore quando era in grado di raggiungere una intensità sufficiente. Si schierarono a favore della non specificità dei recettori dolorifici personalità di notevole valore scientifico; fra gli altri, Wilhelm Wundt, Oswald Külpe e Magnus Gustav Blix, il quale, insieme a Goldscheider, era passato da un campo all'altro. Goldscheider, anzi, continuò a oscillare fra le due tesi e, sul finire del secolo, introdusse una variante della teoria intensiva, accogliendo parzialmente l'ipotesi di un altro studioso (Bernhard Naunyn) il quale riteneva che il dolore fosse il

---

129 J.J. BONICA, o.c., p. 5 (in generale rinvio alle pagine introduttive di questa opera per quanto riguarda gli sviluppi della neurofisiologia nel primo Ottocento e la polemica sulla natura del dolore).

risultato di una sommazione di fattori. Ne seguirono altre varianti (modulare, di sommazione) secondo cui gli elementi fondamentali neurologici che producevano il dolore erano costituiti dalla sommazione delle afferenze sensoriali condotte dalla cute al nervo dorsale.

L'una e l'altra teoria erano sostenute, in realtà, nel loro insieme, da un largo numero di neurofisiologi e solo da alcuni psicologi. La maggioranza degli psicologi aderivano a una terza teoria e cioè alle tesi filosofiche che avevano le loro radici nel pensiero aristotelico: il dolore era una modalità emozionale. Professavano questa convinzione, che era sostenuta con forza da H.R. Marshall, nomi di grande spicco: Alexander Bain, Francis Herbert Bradley, Herbert Spencer, James Ward, James Mark Baldwin, John Dewey, William James, ecc. Il culmine della polemica fra i tre partiti fu raggiunto nel decennio tra il 1886 e il 1895 e assunse toni tali da indurre il presidente dell'Associazione Americana di Psicologia a cercare soluzioni di compromesso: il dolore dipendeva da una sensazione primaria che dava luogo a una manifestazione secondaria di carattere emotivo (il dispiacere), una mediazione che ebbe il favore autorevole di Charles Scott Sherrington, celebre per le sue scoperte sulle funzioni dei neuroni, per aver provato la presenza di organi di senso anche nei muscoli aderenti allo scheletro e per aver individuato le connessioni – che egli stesso chiamò sinapsi - tra le cellule nervose (riceverà il premio Nobel nel 1932).

La controversia, tuttavia, proseguì fino al 1920 circa, per attenuarsi solo nei decenni successivi. Alla fine del 1942 un convegno dedicato al dolore dalla Association for Research in Nervous and Mental Disease (ARNMD), dava un importante contributo alla teoria della specificità. Importante, ma non decisivo: la teoria del cancello (1965), sulla quale ci soffermeremo successivamente, tornerà a metterla in discussione. Per quel che riguarda le teorie filosofiche, invece, esse, verso il 1950, venivano definitivamente abbandonate.

Parallelamente a questi eventi la neurofisiologia faceva altri importanti passi in avanti. Nella seconda metà dell'Ottocento, Camillo Golgi metteva a punto una tecnica per l'osservazione microscopica del tessuto nervoso che è stata definita rivoluzionaria e grazie alla quale lo spagnolo Santiago Ramon y Cajal riuscì a dimostrare che le cellule nervose erano unità anatomiche e funzionali distinte e che i dendriti erano implicati anch'essi nella trasmissione del linguaggio nervoso. Sempre al Cajal si deve l'accertamento che tra due neuroni vi è una sottile interruzione (quella che, appunto, Sherrington battezzerà con il nome di sinapsi). E non mancarono, nemmeno in questo caso, le controversie tra i due ricercatori sia sulle interpretazioni delle rispettive scoperte, sia sulla priorità delle scoperte stesse. Sul finire del secolo, poi, si diffuse la convinzione che alla base della conduzione nervosa vi fossero degli impulsi elettrici, ciò che non escludeva che vi fosse anche una trasmissione chimica. I fisiologi insistevano sulla prima, i farmacologisti sulla seconda.[130]

---

[130] Cfr. Alberto OLIVERIO, *La cellule de la pensée: le neurone*, in *La Fabrique de la Penséè*, ecc., cit., pp. 241-

L'anestesia generale

La storia dell'anestesia (che, naturalmente, è un capitolo di straordinaria importanza nella vicenda della terapia del dolore) è stata fatta più e più volte e spesso in modo avvincente. Si presta, infatti, a una narrazione vivace e drammatica sia perché l'umanità è stata più volte a un passo dal compiere questa conquista e le occasioni presentatesi sono andate perdute in maniera del tutto fortuita, sia perché molti degli episodi che la caratterizzano presentano particolarità curiose e i loro protagonisti hanno attraversato momenti di grande tensione in un clima di polemiche e di rivalità professionali.

Mi limito, perciò, a una cronologia riassuntiva tratta da alcune pubblicazioni specialistiche[131] e che prende le mosse dal XVIII secolo, rinviando per i secoli precedenti ai cenni che all'argomento sono stati fatti qua e là, non senza aver notato, prima, che il termine anestesia viene usato per la prima volta con significato non medico da Platone e, in seguito, da Dioscoride in

---

242.

131 Il rinvio è a: Arturo CASTIGLIONI, *Storia della medicina*, vol. II: *Dal '700 ai giorni nostri*, Milano, Mondadori 1948; R.H. MAJOR, o.c.; F. BALDISSERA; G.M. PACE, o.c.; B. Raymond FINK, *Storia dell'anestesia locale*, in Michael J. COUSINS; Phillip O. BRIDENBAUGH, *Il blocco nervoso in anestesia e nel trattamento del dolore*, Padova, Piccin Nova Libraria 1987; K. HAEGER, o.c.;

senso proprio.

Possiamo prendere le mosse dal 1772 quando Joseph Priestley, uomo di chiesa ma anche appassionato sperimentatore di fenomeni chimici, scopre il protossido d'azoto (ossido nitroso, o gas esilarante), destinato a divenire la sostanza fondamentale per produrre l'anestesia. Le traversie di carattere politico alle quali va incontro impediscono però al parroco-scienziato di trarre le conseguenze della sua scoperta. Peggio ancora, il medico americano Lantham Mitchell, dopo alcuni esperimenti evidentemente mal riusciti, qualifica il gas come sostanza pericolosa e venefica.

Nonostante questa cattiva fama l'allora giovane Humphry Davy, nel 1798, coraggiosamente, lo prova su di sé, descrivendone poi gli effetti: la distensione muscolare, le sensazioni piacevoli al torace e alle estremità, l'impulso al riso. Non tarderà ad accorgersi anche delle sue facoltà anestetiche, ma, paradossalmente, per un insieme di motivi in cui dominano, al solito, le difficoltà ambientali, oltre a quelle tecniche (di cui la principale è quella di trovare una dose e una miscela con altri gas che non riesca di danno), non ne cercherà l'applicazione in chirurgia, nonostante i suoi propositi iniziali.

Passano così altri venti anni. Nel 1818, Michael Faraday mette in evidenza che l'etere solforico (già noto, come abbiamo visto, fin dal XIII sec. e le cui proprietà erano state scoperte, nel 1548, da Valerio Cordo, discepolo di Paracelso) ha effetti simili a quelli del protossido d'azoto. Ma la sua segnalazione cade nel vuoto, come privi di conseguenze erano restati gli esperimenti di Robert Hoyle che, nel 1656, provoca un sonno profondo nei cani nelle cui vene giugulari ha iniettato la tintura di oppio.[132] Nemmeno le operazioni compiute da Hickman, nel 1824, su animali trattati con inalazioni di biossido di carbonio (sostanza già studiata da Henry Hill) destano attenzione. Nel 1842 si compiono esperimenti anche sull'uomo, dapprima da parte di William E. Clark, uno studente americano del Berkshire Medical College, il quale anestetizza con l'etere il paziente di un dentista, e poi, sempre con la stessa sostanza, da parte del chirurgo Crawford W. Long di Jefferson (Georgia) per estirpare un piccolo tumore del collo a un certo James W. Venable. Tuttavia Jefferson è una piccola città e l'intervento, del tutto eccezionale, non ha alcuna eco. Strada facendo non si può non segnalare l'avvio, alla fine del XVII secolo, ad opera di Robert Hooke, della ventilazione polmonare forzata che tanta parte ha negli interventi chirurgici.[133]

Nell'interno dell'ufficialità medica, per quel che riguarda le possibilità stesse dell'anestesia, vi sono molte diffidenze. Alfred Velpeau, ancora nel 1840, afferma: Au total, éviter la douleur par des moyens artificiels est une chimère qu'il n'est pas possible de poursuivre aujourd'hui. Sette anni dopo diverrà un acceso sostenitore della validità delle pratiche anestetiche.[134]

---

132 Cfr. G. BELLUCCI, o.c., p. 10.

133 Cfr. G. BELLUCCI, o.c., p. 11.

134 Cfr. R. REY, o.c., p. 167.

Finalmente, il 16 ottobre 1846, nel Massachusetts General Hospital di Boston, in una sala-anfiteatro a cui sarà dato il nome di aether dome, in ricordo dell'avvenimento, si ha l'episodio che è celebrato da tutte le storie della medicina e che segna l'avvio dell'impiego dell'anestesia in ogni parte del mondo. William Thomas Green Morton, un medico dentista, anestetizza con l'etere, per l'intervento del chirurgo capo dell'ospedale, John C. Warren, un paziente affetto da un tumore alla mandibola. Il successo dell'operazione (che non mancò di essere accompagnata da suspence: Morton giunse all'ultimo minuto) fa dimenticare il fallimento di un precedente tentativo compiuto dallo stesso Morton con il protossido d'azoto. Il 18 dicembre 1846 l'etere viene usato a Londra e il 25 dicembre dello stesso anno a Parigi. Possiamo tralasciare la narrazione delle disavventure a cui Morton andò incontro e dell'aspra polemica che egli sostenne fino alla sua morte con il suo ex-socio, Charles Thomas Jackson che rivendicava il merito della scoperta: l'anestesia – così battezzata dietro a una proposta di Oliver Wendell Holmes - è divenuta una realtà, la chirurgia ha cessato di essere una pratica crudele quale era stata da sempre.

In seguito l'etere verrà abbandonato e si tornerà al protossido d'azoto, miscelato con ossigeno. Gli inconvenienti sono minori e il protossido d'azoto ha il pregio di essere più anestetico che narcotico. Ma ormai il principio si è affermato e la ricerca, da allora fino ai nostri giorni, aggiungerà le une alle altre nuove sostanze anestetizzanti e genererà nuove miscele.

Nel 1847, intanto, James Young Simpson introdurrà il cloroformio - le cui proprietà anestetiche erano state già illustrate da Marie Jean Pierre Flourens - nella pratica ostetrica, sollevando così la protesta del clero calvinista scozzese che considerava il parto indolore un insulto alla Bibbia. Nella polemica che ne seguì Simpson non mancò di ricordare che anche Adamo era stato immerso in un sonno profondo e che lo stesso Calvino aveva annotato che Dio si era avvalso di questo accorgimento per non procurargli sofferenza. La controversia, tuttavia, cessò soltanto quando anche la regina Vittoria si avvalse del cloroformio per dare alla luce, nel 1853, il suo ottavo figlio.

È da ricordare, tuttavia, che le polemiche nei confronti dell'anestesia, nel XIX secolo, non vennero solo dalle confessioni religiose (nel cui interno si incontrano anche coloro che la considerano un dono di Dio). Gli idroterapeuti, gli omeopati e le femministe vi si opposero, qualificandola come una pratica innaturale. Incuteva timore la vicinanza tra lo stato di incoscienza e di insensibilità e quello di morte e si avanzava il sospetto che l'anestesia causasse inconvenienti funzionali e psicologici. Ancora oggi si danno casi di pazienti che rifiutano l'anestesia per questi motivi.[135]

L'adozione del nuovo anestetico, che aveva aperto grandi speranze, non fu, tuttavia, priva di serie

---

135 Cfr. Ulrich TRÖLER, *Il trionfo della chirurgia*, in M.D. GRMEK, cit., p. 368.

difficoltà: i decessi dei pazienti si moltiplicarono, causati da fibrillazioni cardiache e da gravi danni epatici, e suscitarono ovvie preoccupazioni, tali da portare a indagini che si protrassero per oltre cinquanta anni (dal 1855 al 1911). Ne derivò la pratica secondo la quale l'anestesia da cloroformio doveva essere preceduta e accompagnata da particolari accorgimenti (massaggio cardiaco, respirazione artificiale, ecc.).[136]

Si arriva così, gradatamente, alla convinzione che per avere un'anestesia più sicura, occorre accompagnare l'immissione di sostanze narcotizzanti o di loro miscele con tecniche adeguate, con l'uso di apparecchi idonei, con la verifica accurata delle condizioni generali del paziente, ecc. Le novità, in proposito, furono numerose e si succedettero l'una all'altra. Pirogoff, già nel 1847, istillò l'etere nel retto. Tuttavia il metodo non dette buoni risultati fino a quando (1913), per opera di J.T. Gwathmey non si impiegò, al posto dell'etere, una miscela oleosa, introdotta, poi, anche nel colon (1923). Fu apprezzata anche l'avertina, proposta da F. Eichholtz con gli stessi fini. Intorno alla

---

[136] Cfr. G. BELLUCCI, o.c., pp. 23-24.

Anche all'acido acetilsalicilico va assegnato un posto – e non dei minori – tra gli antalgici, pur non avendo proprietà anestetiche. Scoperto nel 1839 da Raffaele Piria e sintetizzato, per la prima volta, nel 1853, da Charles Gerhardt, si cominciò a impiegarlo come mezzo terapeutico dei reumatismi nel 1876 ma giunse alla produzione industriale, a opera della ditta Bayer, soltanto nel 1897, con il nome destinato a divenire noto in tutto il mondo di aspirina. (Cfr. F. CHASTE, o.c., p. 337).

metà del XIX secolo si inaugura, per merito di Lorenzo Bruno e di Paul Bert, la preparazione all'anestesia vera e propria ricorrendo alla morfina per os. L'anestesia endotracheale, già applicata agli animali nel 1858, fu trasferita all'uomo nel 1869 (Friedrich von Trendelenburg), fino a portare, nel 1878, all'intubazione adottata da William Macewen; a partire dal 1907, poi, fu possibile ottenerla per insufflazione, senza tracheotomia e fu ulteriormente migliorata nel successivo quinquennio.[137]

Un momento importante, in questa direzione, è rappresentato dall'anestesia endovenosa, (della quale già aveva avuto idea Christopher Wren nel 1656), tentata una prima volta nel 1872, ma utilizzata, soprattutto con i barbiturici, soltanto a partire dall'inizio del XX secolo: veronal e barbital (1902), amital (1929), nembutal (1930), evipan (1932-33), pentotal sodico (1932). Venivano prodotte e usate anche altre sostanze anestetiche che si aggiungevano, in gran numero, a quelle ora citate e che si intrecciavano con esse nel tempo; ricordiamo solo: l'etilene nel 1918 (ma già noto fin dal 1849), il ciclopropano nel 1928-1930, l'ossido di vinile nel 1933, l'etere ciprome nel 1940, gli idrocarburi fluorurati (1946). Il protossido d'azoto, l'etere e le altre sostanze ora ricordate hanno in comune un non lieve inconveniente: generano insensibilità al dolore, ma non hanno effetti di rilassamento dei muscoli. Per ottenere questo effetto,

---

[137] Per questi sviluppi e per ulteriori indicazioni cfr. G. BELLUCCI, o.c., pp. 27-28.

prezioso per il chirurgo, si usò il curaro, impiegato dapprima in psichiatria nel 1939, poi a fini clinici (con il nome di Introcostin) e infine, tra il 1942 e il 1943, negli interventi chirurgici.[138] Altre sostanze, con caratteristiche simili e con gli stessi fini, si aggiungeranno in seguito.

Da ricordare anche l'anestesia elettrica di cui fu precursore, nel 1875, Ernst Mach. Le ricerche di Sylvestre-Anatole Leduc (1902-1913) conducono a qualche risultato incerto, ma nello stesso tempo tangibile. Gli esperimenti procedono attraverso il tempo, soprattutto per opera di scienziati russi. Conoscono poi una pausa di interesse prima che vengano ripresi, a partire dal 1960.[139]

Si modificarono e migliorarono anche gli strumenti per far assumere l'anestetico dai pazienti. Per lungo tempo, e cioè per la prima metà del Novecento, l'etere o il cloroformio furono inalati facendo ricorso alla semplice apparecchiatura ideata dal chirurgo francese Louis Ombrédanne. Ma indubbiamente – scrive Gualtiero Bellucci dal quale attingiamo queste notizie – l'evento anestesiologico più importante è l'acquisizione del controllo respiratorio basato sul duplice principio

---

138 Gli effetti del curaro - portato in Europa, da sir Walter Raleigh, nel 1595 – erano stati messi in luce da Claude Bernard, in un arco di studi di un ventennio (1844-1865). La sua formula, tuttavia, fu conosciuta solo nel 1935. Il primo, isolato tentativo di impiego come anestetico è del 1906, ed appartiene a Laewen. Cfr. G. BELLUCCI, o.c. p. 40.

139 Cfr. G. BELLUCCI, o.c., p. 40.

dell'intubazione endotracheale e delle attrezzature anestesiologiche a circuito chiuso con assorbimento di anidride carbonica che consentiranno la nascita e lo sviluppo della chirurgia toracica dopo i primi interventi, effettuati in regime depressorio particolare con complesse attrezzature, ad opera di Sauerbruch.[140]

L'anestesia si presenta ogni giorno di più come una disciplina con caratteristiche sue proprie. L'anestesista affianca il chirurgo, collabora con lui sullo stesso piano, anzi, in certo modo ne condiziona l'opera, cessando di essere un mero strumento, passivo e di scarsa rilevanza, come era stato in origine. Nascono associazioni come la "London Society of Anaesthesists" (1893), la "Long Island Society" (1905), che cambierà il suo nome in "New York Society of Anaesthesists" (1910). Nel 1936 si ha la fondazione della "American Society of Anaesthesists". Due anni prima quella della "Società Italiana di Anestesia e Analgesia", di cui è anima Achille Mario Dogliotti, divenuta, nel 1948, "Società Italiana di Anestesiologia", nel 1966, "Società Italiana di Anestesia e Rianimazione" e, finalmente, nel 1979 "Società Italiana di Anestesia, Rianimazione e Terapia Intensiva". Nascono cattedre universitarie ad hoc: nel 1909 in America, nel 1936 in Inghilterra e in Olanda, nel 1962 in Italia, nel 1963 in Svezia, ecc. Nascono i servizi ospedalieri di anestesia (in Italia: tra il 1948 e il 1949). Nascono i centri di terapia del dolore e per le cure palliative in quasi tutti i più importanti presidi ospedalieri. Nascono le riviste

---

140 G. BELLUCCI, o.c., p. 31.

dedicate alla specializzazione. Ecc.[141]

Si aggiunge l'interesse più ampio per il dolore e per la sua terapia. Nel 1974 viene fondata la IASP ("International Association for the Study of Pain"), della quale sono protagonisti John J. Bonica e Patrick Melzack. Due anni dopo è la volta dell'Italia con l'AISD ("Associazione Italiana per lo Studio del Dolore") e con la fondazione di centri di studio del dolore (a Firenze, a Milano, e poi anche in altre località) e con pubblicazioni periodiche come "Algologia", "ALR. Rivista di anestesia loco-regionale e terapia antalgica", "Pathos: rivista di algologia clinica e sperimentale", "Rivista italiana della clinica del dolore".

La situazione attuale è caratterizzata, secondo Gualtiero Bellucci, a cui attingiamo ampiamente per questi aspetti conclusivi, da due tendenze: l'«irrompere» della biochimica nell'anestesiologia; il nascere di un sempre crescente interesse nei confronti di un allargamento delle competenze anestesiologiche al settore delle cure intensive e della rianimazione. Sempre secondo il Bellucci è prevedibile che l'attenzione si concentri sull'ipotermia e sull'ipotensione controllate,

---

141 Cfr. G. BELLUCCI, o.c., pp. 41-42. Giorgio COSMACINI (*Storia della medicina e della sanità nell'Italia contemporanea*, Roma-Bari, Laterza 1994, pp. 84-85) cita anche la fondazione della "Scuola anestesiologica milanese" che risale al 1946, e più esattamente nello *ether day*; nell'occasione si disse: *L'anestesia ha cent'anni, ma l'anestesiologia è appena nata.*

sull'anestesia endovenosa, su tecniche nuove introdotte, all'incirca, a partire dal 1960 (anestesia tiaminica, sinaptoanalgesia, anestesie steroidee, narco-ataralgesia, anestesia sequenziale, anestesia dissociativa), sull'impiego di anestetici inalatori alogenati, mentre la scoperta delle sostanze antidolore e dei recettori endorfinici apre nuove prospettive nell'uso controllato e consapevole di vecchi e nuovi farmaci.[142]

---

142 Cfr. G. BELLUCCI, pp. 42-43.

L'anestesia locale

Anche dell'anestesia locale vi sono precedenti remoti che sono stati ricordati qua e là; si trattava, però, di intuizioni vaghe e isolate.[143] La sua data di nascita effettiva è quella dell'undici settembre 1884, quando l'oculista austriaco Carl Koller fece uso di un'applicazione di cocaina per un intervento sull'occhio di un paziente afflitto da un glaucoma e al quale fu risparmiata, così, l'anestesia generale. Questa innovazione è dovuta a un'intuizione di Sigmund Freud, il quale, per distogliere un nevrotico che si era affidato alle sue cure dalla assuefazione alla morfina, aveva tentato di sostituire questa droga, con la cocaina. L'accorgimento non aveva avuto successo, ma Freud ne aveva tratto occasione per proporre a Koller, di cui era amico, una collaborazione per studiare la possibilità di un uso della sostanza a fini di anestesia chirurgica. La collaborazione s'interruppe perché Freud, preso dall'impulso di incontrare la fidanzata che non vedeva da tempo, si allontanò da Vienna e Koller agì da solo.

La sostanza impiegata era un alcaloide tratto dalle foglie di coca, pianta dell'America meridionale, le cui proprietà erano note alle popolazioni locali da epoca immemorabile. In Europa era stata fatta conoscere nel

---

143 Gualtiero Bellucci ricorda gli esperimenti di Lafargue (1836), che applicava soluzioni di morfina lungo i nervi dolenti e Spessa che l'applicava a processi fistolosi (1871), prima di procedere all'escissione. Cfr. G. BELLUCCI, o.c., p. 35.

1860. Albert Niemann riuscì ad isolarla, ciò che aveva consentito a von Anrep, nel 1880, di condurre con questo preparato degli interessanti esperimenti sulla sensibilità delle rane, esperimenti che aprirono la strada alla scoperta di Koller, a cui si aggiunge l'analoga pratica introdotta da Bull, anch'egli un oculista, per anestetizzare la cornea di oltre centocinquanta pazienti, a cominciare dal 29 novembre 1884. Seguì l'esperienza di un altro oculista ancora, N.J. Hepburn di New York, che si iniettò a più riprese diverse dosi di soluzioni di cocaina, descrivendone gli effetti (1889). Da allora in poi la cocaina divenne la sostanza principe per l'anestesia topica, agli ulteriori sviluppi della quale aveva recato un contributo indiretto, ma determinante, l'invenzione della siringa di vetro da parte di Charles-Gabriel Pravaz, a Lione (1853), e, contemporaneamente, dell'ago cavo ipodermico da parte di Wood, a Edimburgo. Quest'ultimo si proponeva, fra l'altro, di iniettare farmaci nelle vicinanze dei centri nervosi, tecnica realizzata da Eulenberg, nel 1864, sul nervo laringeo superiore. [144] L'immissione di anestetici per via endovenosa (una pratica che ha lontani precedenti nel XVII secolo, assai oscuri nella loro metodica), favorita dalle invenzioni di Pravaz e di Wood, torna alla ribalta nel 1872, grazie a un chirurgo di Bordeaux (Oré), che impiega l'idrato di cloralio. Altri tentativi verranno fatti, all'inizio del XX

---

[144] Traggo queste notizie e quelle che seguono principalmente da B. FINK,, o.c.; e poi anche da R.H. MAJOR, o.c.; K. HAEGER, o.c.; A. CASTIGLIONI, o.c.; F. BALDISSERA; G.M. PACE, o.c.; G. BELLUCCI, o.c.

secolo, con etere diluito, con etere e cloroformio, con alcool e finalmente con i barbiturici, il cui impiego, sempre più diffuso, culminerà con il ricorso al pentotal, cui subentrerà (1957) il metoexital.

Dalla fine dell'Ottocento in poi la pratica dell'anestesia locale si fa sempre più diffusa e sempre più articolata. Per darne notizia seguo fondamentalmente la classificazione di M.J. Cousins e P.O. Bridenbaugh, che appare la più completa e la più documentata, non senza aver precisato che l'interesse per questa via provenne assai più dai chirurghi che dagli anestesisti.

L'anestesia per blocco della conduzione nervosa media: a partire dal 1886 diversi sperimentatori, tra i quali emergono Hall e William Halsted, tentarono di iniettare cocaina attorno ai nervi della regione in cui si voleva intervenire, per bloccare parti del corpo (la denominazione stessa di blocco è del 1893 e pare debba essere attribuita a François Frank). La tecnica presentava due difficoltà: le sostanze usate si rivelavano altamente tossiche e la durata dell'azione del farmaco era limitata a 10-15 minuti. Un inconveniente ulteriore era rappresentato dall'assuefazione alla droga da parte degli sperimentatori (che la provavano su sé stessi). Nel 1885, tuttavia, Corning era riuscito ad aumentare la durata dell'insensibilità di un arto, mediante una fascia elastica che gli veniva applicata e che tratteneva l'anestetico in loco. Questo accorgimento meccanico fu sostituito, nel 1903, dall'impiego dell'adrenalina, da parte di Heinrich Braun, con migliori risultati. Lo stesso Braun, cui si deve anche la definizione di blocco della conduzione nervosa, pubblicò su questo argomento, nel 1905, un testo rimasto valido a lungo.

L'anestesia per infiltrazione: si prese le mosse dalla scoperta (1869), da ascrivere quasi senz'altro a Potain, che anche le iniezioni sottocutanee di acqua producevano anestesia locale. W.S. Halsted ne diede conferma nel 1885. Schleich vi aggiunse cloruro di sodio allo 0,2% e cocaina allo 0,02%, ma, nonostante alcuni buoni risultati, la soluzione continuò a rivelarsi tossica fino a quando non si impiegò (1904) la procaina, o novocaina, per merito di Alfred Einhorn.

L'anestesia regionale intravenosa: si trattava di una tecnica, introdotta da August Bier (1908), che consentiva di operare gli arti mediante la loro anestesia completa, ottenuta con fasce che li comprimevano rendendoli esangui e con iniezioni di novocaina.

L'anestesia spinale (che nella fattispecie meriterebbe più il nome di anestesia peridurale) che si riconnette alla puntura lombare: fu illustrata e introdotta (1885) da J. Leonard Corning e ottenne fin dall'inizio buoni risultati, nonostante che Corning avesse una cognizione imprecisa del midollo spinale dal punto di vista anatomo-fisiologico. Le iniezioni di cocaina (poi sostituita da suoi derivati: stovaina, procaina, butina, tutocaina) producevano l'anestesia degli arti inferiori e della regione urogenitale.

La puntura lombare: ne furono precursori Essex Wynter e H. Quincke; la perfezionò Bier nel 1899, ma continuavano a sussistere gravi problemi, tra i quali il maggiore era quello di una caduta della pressione arteriosa con conseguente anemia cerebrale. Miglioramenti notevoli furono introdotti con l'impiego di nuovi derivati della cocaina (stovaina, tetracaina, ecc.) e con lo studio di migliori posizioni del paziente.

L'anestesia epidurale o sacrale: tra il 1901 e il 1905 gli urologi francesi M.A. Sicard e M.F. Cathelin dimostrarono che era facile introdurre anestetici per via caudale; l'ostetrico I.W. Stoeckel ne trasse le conseguenze facendo ricorso alla nuova tecnica nel parto (1909). A. Läwen riuscì a ottenere l'anestesia di tutto il bacino; Pauchet ebbe risultati ancora migliori con l'anestesia trans-sacrale, e cioè bloccando singolarmente, attraverso i forami sacrali posteriori, i nervi corrispondenti. Solo assai tardi (intorno al 1940) saranno introdotti ulteriori miglioramenti da W.T. Lemmon, da W.B. Edwards e da R.A. Hingson (1942) tanto da consentire interventi non solo a livello addominale, ma anche toracico e la loro applicazione all'ostetricia.

L'anestesia per blocco della conduzione in regione paravertebrale: si trattava di un blocco dei nervi spinali a livello della loro fuoriuscita dal canale vertebrale. La tecnica fu messa a punto intorno al 1920 ed è dovuta a Kappis, Läwen e Mandl. Successivamente Swetlow e Schloesser sostituirono la procaina, usata inizialmente, con l'alcool.

L'anestesia peridurale segmentata: fu messa in atto per la prima volta, nel 1921, da un medico chirurgo militare spagnolo, Fidel Pagés, che la battezzò anestesia metamerica, ma fu studiata sistematicamente solo dieci anni più tardi da Achille Mario Dogliotti. Ulteriori perfezionamenti verranno introdotti nel 1940 (Lemmon) e nel 1944 (Tuohy).

Il blocco diagnostico con procaina: J.C. White mise in luce la grande utilità diagnostica del blocco dei nervi sensori e motori, mediante l'uso di procaina, a fini diagnostici e soprattutto per determinare le vie del dolore periferico. Dai blocchi diagnostici si passò (1924) a quelli terapeutici ad opera di von Gaza, Brunn e Mandl.

Merita, infine, di essere ricordata anche la refrigerazione, un accorgimento, come abbiamo visto, noto fin dall'antichità, adoperato da J.D. Larrey, medico francese del periodo napoleonico, nelle amputazioni. È stato ripreso, dopo il 1940, da F.M. Allen e da H.E. Mocks.

> **Le acquisizioni recenti:**
>
> **Il problema della specificità nei nocicettori**
>
> **La "teoria del cancello" di Ronald Melzack**

L'attenzione odierna per il dolore come fenomeno con caratteristiche sue proprie ha portato ad ammettere che a produrlo vi può essere un concorso di più fattori non sempre identificabili. Vi può essere dolore senza danno constatabile e, viceversa, danno senza dolore, come avviene, ad esempio, nell'insorgere di diverse forme cancerose. Nel primo caso, il dolore costituisce evidentemente una malattia a sé. Ma anche quando si è in presenza di una condizione patologica di qualche parte dell'organismo, il dolore può essere inutile e, in quanto tale, eccessivo, non giustificabile (come avviene spesso in un decorso post-operatorio o nella semplice carie di un dente).

Questi ed altri interrogativi hanno contribuito a cercar di approfondire ulteriormente le motivazioni del dolore, in primo luogo, com'è ovvio, dal punto di vista neuro-fisiologico e poi anche dal punto di vista psicologico e culturale. Si può dire che non vi sia autore il quale, tenendo conto questo di questa pluralità di fattori, non abbia tentato una sua classificazione dei vari tipi di dolore. È ovvio che queste catalogazioni, anche quando siano molto accurate, non possono aspirare a essere considerate oggettive e valide per tutti. Sono utili strumenti orientativi che si è disposti ad abbandonare o a sostituire con altri, a seconda delle risultanze delle ricerche in fieri, o della teoria di riferimento, o degli scopi che si intendono perseguire.[145] Ciò che importa è avere acquisito cognizione dell'ampiezza del campo del dolore e della grande varietà delle sue manifestazioni.

All'interno della neurofisiologia si è compiuto un notevole passo in avanti quando si sono distinti tre tipi di fibre nervose: A-beta, A-delta e C. La fibra A-beta, con un diametro che varia tra i 5 e i 15 μm, viene detta grande, mentre le altre due, con diametri compresi, rispettivamente, tra 1 e 5 μm e 0,25 e 1,5 μm, sono dette

---

[145] Tra le varie classificazioni citiamo, a semplice titolo di esempio, quella che distingue il dolore in *periferico, neurogeno e psichico* (C. A. PORRO; *Aspetti di fisiopatologia del dolore*, in *Atti del convegno su "Il dolore nel malato neoplastico"* (a cura di D. De Maria e G. Daya), *Modena, 23 gennaio 1988*, Modena, [Stab. Tip. Mucchi] 1989, p. 15); quella che lo divide, più tradizionalmente, in *acuto, cronico e neoplastico* (G.A. MERLI, *La chirurgia del dolore*, ib., p. 33); quella, più dettagliata, che parla di dolore *nocicettivo, neuropatico, da deafferantazione, reattivo, psicosomatico* (Mario TIENGO; Massimo ZOPPI, *Guarire dal dolore*, Milano, Rizzoli 1995, pp. 21-22); quella che ne individua tre tipi: *1. come evidenza di danno fisico; 2. come mezzo di comunicazione; 3. come mezzo per influenzare le altre persone, per esprimere ostilità o per alleviare una colpa* . (Michael, R. BOND, *Il dolore. Natura, analisi e terapia*, Roma, Antonio Delfino Editore 1981); ecc.

piccole. Le fibre A sono mieliniche e hanno un'alta velocità di conduzione (30-100 m/s), le fibre A-delta e C sono prive di mielina e hanno una bassa velocità di conduzione (6-30 m/sec e 1-2,5 m/sec rispettivamente). Le fibre piccole sono incaricate di trasmettere gli stimoli dalla periferia verso l'interno (e cioè verso il midollo spinale, che, a sua volta, invia il messaggio ricevuto al cervello).[146] Si è accertato che ciascuna di esse reagisce alla pressione, tanto forte quanto leggera, al calore, all'azione di sostanze chimiche e alla variazione di temperatura, ciò che ha indotto a rimettere in discussione il principio della specificità delle sensazioni (o, più precisamente, dei loro recettori), quale era stato enunciato da Müller nella prima metà dell'Ottocento.[147]

È vero, cioè, che le fibre A-delta e C trasmettono le sensazioni dolorose ed è possibile stabilire che le prime raccolgono i segnali di dolore acuto, trafittivo, ben localizzato, mentre le seconde sono destinate a raccogliere i segnali di dolore diffuso, sordo o bruciante,[148] ma è anche vero che esse sono abilitate a

---

146 Non va dimenticato che la veicolazione del messaggio avviene attraverso una via elettro-chimica e cioè anche con il trasporto, relativamente lento, e la liberazione di sostanze chimiche.

147 Cfr. R. MELZACK; P.D. WALL, o.c., pp. 78-81.

148 Cfr. M. TIENGO; M. ZOPPI, o.c., p. 22.
È stato sottolineato anche il fatto che i *nocicettori* (le strutture nervose a cui è affidato il compito di riconoscere gli stimoli dannosi) sono presenti sia nella superficie corporea che nei visceri, ma in modo assai disuguale.

trasmettere altri tipi di informazione e sono inoltre in grado di coinvolgere altri recettori con specificità diversa dalla loro e che, a lor volta, in alcune circostanze possono svolgerne le funzioni.[149] Dall'altro lato si è giunti a dubitare fortemente che, come si era creduto per lungo tempo, esista una zona cerebrale ben delimitata che

---

> L'epidermide, i vasi sanguigni, le parti sierose, il periostio, sono ricchi di queste terminazioni, ma, ad esempio, il parenchima epatico o quello polmonare, ne sono quasi del tutto sprovvisti, ciò che può spiegare l'insorgere *sordo* di alcune patologie. Cfr. C.A. PORRO, o.c., p. 9.
> Tuttavia l'accordo sulla *topografia* dei nocicettori. Nel testo, già citato. di Giorgio Racagni, et al., si legge (p. 98): *La presenza di nocicettori viscerali, analoghi a quelli cutanei, non è stata ancora chiaramente dimostrata. L'ipotesi più valida sembra essere quella che stimoli sopraliminari di particolare intensità, siano in grado di eccitare i meccano e i termoelettrici dando origine ad una scarica prolungata, le cui integrazioni a livello delle corna dorsali del midollo spinale, produrrebbero un messaggio nocicettivo.*

149 R. MELZACK e P.D. WALL (o.c., p. 174) scrivono perentoriamente: *nessun neurone del sistema di proiezione somatico è legato a una esperienza psicologica singola e specifica*, e ribadiscono subito dopo (pp. 74-75): *Se possiamo essere tutti d'accordo che "specificità" significa specializzazione fisiologica, senza che ciò implichi che i neuroni specializzati debbano originare l'esperienza del dolore e soltanto quella, o che il dolore non debba mai comparire senza che essi siano attivati, allora noi avremmo eliminato una delle fonti principali di inutile controversia.*
Sampson LIPTON (*La terapia del dolore nella Pratica*

svolga la funzione di centro del dolore. A questo proposito si è orientati piuttosto a ritenere che più parti del cervello, a seconda delle circostanze, possano fornire una risposta allo stimolo ricevuto. Come è stato osservato l'arco riflesso intuito da Cartesio, è molto più complesso e più elastico di quanto si pensasse e le vie percorse dalle stimolazioni molto più varie e articolate.[150]

Queste e altre osservazioni hanno portato, nel 1965, alla elaborazione della cosiddetta *teoria del cancello (gate control)*, da parte di Ronald Melzack e Patrick D. Wall, qui più volte citati. La teoria – che è stata

---

Clinica, Roma, Antonio Delfino 1982, pp. 30-31) modifica e corregge questa impostazione, senza invalidarla: *Sino a poco tempo fa si riteneva che non vi fossero recettori specifici per il dolore, ma questo oggi non è più accettato, in quanto sono noti recettori che rispondono soltanto a livelli di stimolazione, tali da produrre un danno tissutale. Tuttavia, la maggior parte degli impulsi nocicettivi ha origine da recettori che, ad un livello di stimolazione più basso, trasmettono impulsi che sono il risultato di una stimolazione non dolorosa.*

150 Cfr. R. MELZACK; P.D. WALL, pp. 156-157.
La complessità della trasmissione delle sensazioni dolorose è stata sottolineata anche da R. REY (o.c.. pp. 322-323): *Deux idées importantes se dégagent de l'étude de [Henry] Head et [Gordon] Holmes: l'explication de la douleur ne peut se faire selon un schéma linéaire de transmission dont les étapes intermédiaires entre le départ et l'arrivée seraient seulement des relais, en fait, ces relais réorganisent et modifient le contenu de la transmission, et des interactions se produisent entre ces différents moments.*

aggiornata più volte in rapporto alle acquisizioni che si sono avute attraverso le ricerche posteriori alla data della sua prima formulazione – è ancora oggi *sub judice* e oggetto di vivaci discussioni e anche di contestazioni, ma, in ogni caso, rimane uno dei tentativi di esplicazione del dolore e delle sue manifestazioni più degni di attenzione.[151] Nelle parole dei loro stessi autori: *la teoria propone fondamentalmente che un meccanismo nelle corna dorsali del midollo spinale agisca come un sistema di controllo che può aumentare o diminuire il flusso di impulsi nervosi dei nervi periferici al sistema nervoso centrale.*[152] Insomma, per parlare in termini figurati: non tutti i messaggi trasmessi dai nervi periferici vengono accolti e riconosciuti degni di attenzione; nei confronti di

---

151 Milena RIPOLI (o.c., p. 37), rileva, ad esempio, che l'affermazione di Melzack e Wall secondo la quale il controllo viene esercitato dalle grandi fibre nei confronti delle piccole, oggi viene posta in dubbio, ma riconosce che *la teoria resta fondamentale*.

152 R. MELZACK; P.D. WALL, p. 177. Il LIPTON (o.c., p. 17) ne dà questa versione: *La teoria del "Gate Control" sostiene che, aumentando la stimolazione delle grosse fibre nervose, si manifesterà una modulazione ed anche una soppressione dello stimolo lungo le piccole fibre.* E precisa, successivamente (p. 30): *La stimolazione delle piccole fibre tende ad aprire il cancello e quella delle grosse fibre tende a chiuderlo. [...] Melzack e Wall suppongono che questo tipo di controllo non sia presente solo a livello pre- sinaptico ma anche a livello post-sinaptico e ad altri livelli del SNC [sistema nervoso centrale].*

alcuni di essi il *cancello*, collocato a livello del midollo spinale, viene chiuso e l'informazione *non passa*.[153] Melzack e Wall, nello stesso momento in cui, come è ovvio e doveroso, accettano che le loro ipotesi siano oggetto di vaglio critico, affermano, però, che, allo stato attuale delle cose, una teoria generale del dolore (e cioè una teoria che sia in grado di spiegare tutte le forme del dolore) non si dà: il dolore ha più cause e la sua fisionomia è molteplice e mutevole. In altri termini, nel dolore ci sono ancora molti aspetti avvolti nella più profonda oscurità e il dolore nel suo insieme rimane, non un mistero come si dice solitamente, ma qualcosa di inesplicato anche dal punto di vista neurofisiologico.

Le strategie per combattere il dolore sono mutate attraverso il tempo. Gli interventi neurochirurgici, la ricerca di fibre nervose da recidere, di connessioni sinaptiche da interrompere, ecc., sembrati per molto tempo risolutivi, oggi sono circondati di cautele se non di diffidenza. Rimane fondamentale l'impiego di analgesici. Per quanto, a questo proposito, ogni giorno ci troviamo dinanzi a una nuova scoperta, essi sono riconducibili a poche, tradizionali categorie e il loro stesso moltiplicarsi e

---

153 MELZACK e WALL, prima di esporre la loro teoria, passano in rassegna critica quelle precedenti, nelle molteplici versioni con le quali sono state presentate: teoria della specificità; teoria dei modelli; teoria del dolore come fenomeno affettivo (cfr. o.c., pp. 155-173). In gran parte l'analisi ruota intorno al dibattito che si ebbe in proposito tra l'Ottocento e il Novecento sul quale ci siamo già soffermati.

variare dice che non sono sempre risolutivi.[154] I sostenitori della teoria del cancello hanno dato largo credito alla stimolazione elettrica dei nervi, cercando riscontri anche nell'agopuntura sia pur considerata criticamente, ma riconoscono che questa tecnica non sempre risulta efficace e in alcuni casi, sono costretti a rinviare, ad altri mezzi terapeutici. Molti di essi non raggiungono il fine desiderato e, in alcuni casi, aggiungono sofferenza a sofferenza. La scoperta, avvenuta intorno al 1980, di sostanze antidolorifiche, come le endorfine, le encefaline, ecc., rilasciate dal cervello per sedare il dolore, oltre a confortare indirettamente la teoria del cancello, ha aperto nuove prospettive e nuove speranze. Si è creduto di essere arrivati alle soglie della scoperta del *segreto* del dolore. L'affinità tra la struttura molecolare di queste sostanze e quella degli oppioidi (in particolare, della morfina, la cui idoneità ad assolvere il suo compito è stata assimilata alla corrispondenza tra una serratura e la sua chiave) sembrava confermare la validità di questa convinzione. Gli sviluppi di questo ritrovamento, pur essendo di grande importanza, non sono stati pari alle promesse: il

---

[154] Giorgio RACAGNI (et al.), distinguono gli analgesici in: *oppiacei e di sintesi ad azione centrale; anti-infiammatori non steroidei; anti-infiammatori steroidei; locali; psicofarmaci; di supporto*. Paolo PROCACCI e Massimo ZOPPI parlano di *antireazionali-antalgici; oppioidi; farmaci non oppioidi ad azione centrale; anestetici locali* (o.c., p. 17). Vi è anche chi semplifica ulteriormente: salicilici e oppiacei.

dolore appare un avversario combattivo e tenace.

La misurazione del dolore

In assoluto, il dolore (ossia la sensazione del dolore), come qualsiasi altra sensazione non può essere quantificata a causa della sua ineliminabile soggettività. Ciascuno di noi è in grado di segnalare, in vario modo, la presenza o l'assenza di un dolore, ma non è in grado né di quantificarlo se non in termini vaghi e non verificabili né di descrivere che cosa prova, se non in modo altrettanto generico e approssimativo. Le sensazioni non sono oggettivabili.[155]

Può essere difficile anche accertare se un individuo che afferma di provar dolore (o, viceversa e analogamente, di non provarne) dica il vero, soprattutto in un ambito in cui il significato stesso di verità è molto labile (si può attribuire, in buona fede, alla propria sofferenza un rilievo eccessivo, o, al contrario, si può sottovalutarla).[156]

---

155 La *irriducibilità* delle sensazioni (la loro incomunicabilità) è ben nota fin dai tempi più remoti: si pensi alla sofistica. Ad ogni modo per le risonanze che ne derivano per le scienze sociali, si veda: Claudio CONTI, *Teoria della misurazione per le scienze sociali*, Milano, Mazzotta 1972, p. 18.

156 Alcuni autori attribuiscono queste difficoltà alla presenza di più fattori nella sensazione dolorosa, tra i quali quelli emotivi: *La percezione del dolore somatico è un fenomeno complesso, nel quale si possono distinguere almeno due componenti, una sensoriale-discriminativa ed una motivazionale-affettiva.* C. A. PORRO, o.c., p. 9.

Si possono tentare delle comparazioni: soffro di più... soffro di meno..., dopo che è trascorso un certo tempo, ma si tratta, ancora una volta di valutazioni oscillanti e soggettive.

Tutto questo lascerebbe pensare che la quantificazione del dolore (un fine perseguito fin dal XVIII secolo, almeno) sia chimerica. Invece è possibile aggirare l'ostacolo e misurare, anche con qualche attendibilità, se non il dolore, almeno le sue manifestazioni esplicite o implicite, volontarie o involontarie. A questo fine si somministrano dei questionari standard o si compiono delle analisi su manifestazioni fisiologiche ben definite.

Ne deriva una prima grande distinzione fra misurazioni soggettive e misurazioni oggettive. Le prime, a loro volta, si ripartiscono in quelle che fanno uso di scale ordinali e quelle che ricorrono a scale verbali.

Occorre precisare che le misurazioni del dolore, di qualsiasi tipo esse siano, non sono fine a sé stesse. Il loro scopo principale è quello di stabilire l'efficacia degli analgesici, una verifica che richiede l'esame di tre fattori: Il tempo t_1 intercorso dalla somministrazione dell'agente antalgico alla scomparsa del dolore; il tempo t_2 di durata dell'analgesia; la velocità con cui il dolore torna al suo livello primitivo (espressa da una costante T che è tanto più alta quanto più bassa è la velocità di ritorno al dolore originario). In pratica, l'efficienza antalgica della medicazione adottata è direttamente proporzionale al tempo di durata dell'analgesia e alla costante della velocità di ritorno al dolore e inversamente proporzionale *al tempo necessario per l'entrata in funzione del farmaco. Indice di efficienza analgesica = $t_2 + T - (t_1/2)$.*[157]

Naturalmente nelle quantificazioni del dolore hanno notevole rilievo la determinazione delle soglie del dolore che sono due: una quando il dolore viene avvertito per la prima volta, l'altra quando il dolore diviene insopportabile.

Le scale ordinali, introdotte da Huskinson, sono di grande semplicità. Ci si avvale di un'asta, di solito disposta verticalmente, graduata da 0 a 100, e si invita il paziente a indicare a qual punto di questa successione collocherebbe l'intensità del suo dolore, in quel momento, Naturalmente 0 = nessun dolore; 100 = massimo del dolore. Per quanto le risposte siano influenzate dai diversi modi di reagire dei singoli individui e da una molteplicità di fattori "esterni" e variabili, l'uso di questo metodo su un grande numero di pazienti finisce con il rivelare che le indicazioni per uno stesso tipo di patologia si addensano, più o meno, intorno allo stesso punto, tanto che, almeno in teoria e con tutta la prudenza del caso, si potrebbe fare il cammino inverso e cioè ipotizzare, partendo dall'indicazione ricevuta, una corrispondenza con alcune patologie che provocano lo stesso tipo di risposta.[158] *Ciò ha consentito di stabilire,*

---

[157] Sergio SERGI, et al., *Il dolore del bambino. Ricerche sulle forme, la dimensione e il contenimento della sofferenza infantile*, Pistoia, Cooperativa Centro di Documentazione 1982, p. 23.

[158] Il fenomeno può essere spiegato tendendo presenti questi fattori: *La velocità di scarica dei nocicettori e l'intensità*

con sufficiente attendibilità, che i gradi più elevati di sofferenza si registrano nei casi di arto fantasma, di causalgia, di alcune nevralgie (tra le quali emerge quella del trigemino), di coliche biliari e nei malati terminali di cancro.

Molto usate anche le scale verbali, dove il paziente deve scegliere fra un certo numero di aggettivi quello che meglio gli sembra descrivere la gradazione della sua sofferenza. Una delle scale più elementari prevede il ricorso a quattro aggettivi: mite – moderato – acuto - insopportabile.[159] Altri presentano una gamma assai ampia di parole. Tra quelli di questo tipo il più utilizzato è il Mc Gill Pain Questionnaire, nella versione presentatane, nel 1975, da Ronald Melzack, ma – redatto in lingua inglese – ha incontrato serie difficoltà ad essere adottato in Italia,[160] con il risultato che i formulari

> soggettiva del dolore aumentano entrambi con l'aumentare dell'intensità dello stimolo – una stretta correlazione esiste tra la variabilità della valutazione soggettiva e della discriminazione dell'intensità del dolore e la variabilità della scarica nocicettoriale – nell'uomo la sensibilizzazione e desensibilizzazione indotte sperimentalmente si accompagnano a un concomitante aumento o diminuzione, rispettivamente, dell'intensità degli stimoli dolorosi valutati soggettivamente. M. TIENGO; M. ZOPPI, o.c. p. 26.

159 Cfr. M. R. BOND, o.c., p. 49.

160 È stato introdotto anche un "Questionario Italiano del Dolore" (QUID), messo a punto da G. De Benedittis e A. Lorenzetti sulla scorta di quello del Melzack. Gli autori sostengono che *è legittimo ipotizzare un ruolo*

proposti si sono moltiplicati a un punto tale da poter affermare che ogni ricercatore si affida al suo.[161] *Gli inconvenienti che ne sono derivati sono facilmente intuibili e sono apparsi così gravi da indurre John J. Bonica ad affermare, nel 1980: Perhaps the most urgent need regarding communication is the adoption of universally accepted definitions and uniform classification of pain syndromes at the earliest possible time.*[162]

Possono essere assimilati alle scale verbali i metodi di misurazione che fanno ricorso a batterie di domande alle quali il paziente è chiamato a rispondere.

---

significativo del QUID come "indicatore prognostico" e criterio di selezione dei pazienti algologici, in rapporto a differenti patologie, tratti di personaltà e trattamenti diversi. G. DE BENEDETTIS; A. LORENZETTI, *Prime applicazioni del Questionario Italiano del Dolore (QUID): il suo ruolo nella diagnostica algologica e nel monitoraggio terapeutico*, in "Associazione Italiana per lo Studio del Dolore", *XII Congresso Nazionale, Firenze, 22-25 giugno 1989* (a cura di Massimo Zoppi), Bologna, Monduzzi 1990, p. 148.

161 Una rassegna dei metodi di misurazione del dolore è apparsa nel "Corriere Medico" del 24-25 giugno 1982, a cura di Mario TIENGO.

162 John. J: BONICA, *Current status of pain research and therapy*, in *1° Corso pratico internazionale di aggiornamento sulla terapia del dolore. Villa Morosini – Altavilla (Vicenza), 22-27 settembre 1980* (a cura di R. Rizzi, M. Visentin), Vicenza, Tipo-Lito Palladio 1981, p. 222.

Così è nella Reinforcement Survey Schedule del 1967, così è nella Pain Survey Schedule di dieci anni successiva, in cui sono contenute 31 domande, ognuna con una rosa di risposte tra cui compiere la propria scelta.[163]

Le misurazioni oggettive hanno alle loro spalle tentativi che risalgono alla fine dell'Ottocento.[164] Oggi, esse prendono in esame dati fisiologici, quali la capacità respiratoria e la presenza di PO_2, le variazioni degli ormoni (catecolamine e cortisolo)[165] o dei valori pressori, la sudorazione, ecc. Questa metodica offre l'evidente vantaggio di approdare a risultati molto vicini a quella oggettività, appunto, che si cerca di conseguire nell'applicazione in generale dei test; ha l'inconveniente che quasi tutti i fenomeni citati non sono specifici del dolore e cioè possono presentarsi anche in sua assenza. Più recentemente, perciò, si è pensato di registrare, avvalendosi dei nuovi e più sensibili apparecchi che la tecnologia attuale mette a disposizione, i potenziali elettrici generati dalla stimolazione di tronchi nervosi o di recettori periferici.[166] Si tratta di un tentativo, ancora in

---

163 Cfr. E. MAINARDI PERON, *Ansia e dolore. La prospettiva comportamentale*, Pordenone, Erip editrice 1988, pp. 23-24.

164 Cfr. B. Berthold WOLFF, *La misurazione del dolore nell'uomo*, in J.J: BONICA, *Il dolore*, cit., p. 187.

165 Cfr. G. RACAGNI, et al. cit., p. 114.

166 Cfr. G. RACAGNI, et al., cit. pp. 114-115.

corso, che si connette alle indagini sperimentali sul dolore volte a fissare un'unità di misura del dolore: La soglia del dolore è considerata la più piccola intensità di corrente elettrica che è capace di evocare dolore ad una data frequenza (50 Hz) e ad una determinata durata dello stimolo (5 m sec).[167]

Naturalmente le misurazioni oggettive sono le sole alle quali si possa ricorrere quando il paziente non è in grado di descrivere il proprio dolore nemmeno in termini elementari e approssimativi. Ciò è vero, in particolare, per i neonati e i bambini molto piccoli. Per quelli ancora in tenera età, ma capaci di comunicare, si fa ricorso, di solito a test proiettivi. Il più usato consiste nel presentare una scala figurata, per esempio una successione di un certo numero di immagini (da cinque a nove) che rappresentano, schematicamente una piccola faccia: un tondo e pochi altri segni che indicano gli occhi e la bocca e in cui si passa, attraverso raffigurazioni intermedie, da un volto ridente a uno assai triste, o viceversa. Il bambino viene invitato a indicare la faccia in cui si riconosce, in conseguenza del dolore che prova.[168] *Il caso più difficile è offerto dai neonati. La loro*

---

167 G. RACAGNI, et al., cit., p. 111.

168 Cfr. G. SAVOIA; B. ROSSETTO, *Metodiche di misura e strategie terapeutiche nel dolore pediatrico*, in "Associazione Italiana per lo Studio del Dolore", *XIII Congresso Nazionale, Copanello, 25-27 maggio 1990* (a cura di B. Amantea), Bologna, Monduzzi 1990, pp. 159-164. Gli AA. citano anche altri test comportamentali, adatti ai bambini.

impossibilità a informare chi li accudisce di avvertire un dolore ha fatto sì che, per lungo tempo, si è pensato a una loro insensibilità alle sofferenze, a causa di un sistema nervoso ancora immaturo.[169] Oggi che questo vero e proprio pregiudizio è stato superato si cerca di interpretare le reazioni del bambino molto piccolo soprattutto attraverso le sue espressioni facciali (aggrottamento delle sopracciglia, allargamento delle pinne nasali, chiusura degli occhi, ecc.). Ne sono derivate, anche in questo caso, tra il 1986 e il 1987, scale di misura standardizzate.[170]

Non sono mancati i metodi di misurazione intermedi tra la soggettività e l'oggettività, i più noti dei quali sono l'indice di Karnovsky e l'ECOG (Eastern Cooperative Oncology Group). Si tratta di rivolgere al paziente alcune domande graduate, molto semplici riguardanti il suo comportamento. Si parte dalla attività normale e lavorativa completa fino ad arrivare alla cessazione della possibilità di ogni attività, come preludio della morte. Si è rivelato utile nei casi di pazienti affetti da patologie oncogene.[171]

---

169 Cfr. Giovanni CASINI RAGGI, *"Che cosa mi succede?". I pensieri del bambino*, in "Regione Toscana, et al.", *Seminario di studio. Il dolore nel bambino: attualità e strategie terapeutiche, Firenze, 31 ottobre 1992, "Centro Studi CISL – Firenze"* (a cura di Andrea Messeri e Massimo Romiti), Firenze, Tip. B. Pochini, s.d., p. 66.

170 Cfr. P. BUSONI, et al., *Valutazione e misura del dolore*, in "Regione Toscana, et al.", cit., pp. 5-12.

171 Cfr. G. RACAGNI, et al., cit, p. 111.

APPENDICI

CRONOLOGIE

Le seguenti cronologie prendono le mosse dall'età moderna, quando la ricerca si fa più sistematica e le conoscenze si fanno *cumulative*, secondo una linea più o meno continua.

Per le *anticipazioni* dei secoli precedenti (e che sono tali solo *post factum*) si rinvia al testo, dove è facile constatare che esse sono frammentarie, episodiche e incerte.

NEUROLOGIA

1518 – Le circonvoluzioni cerebrali e il chiasma ottico appaiono con chiarezza nelle illustrazioni dello *Spiegel der Artzny* di Laurentius Phreysen, di Colmar.

1522 – Vengono identificati i ventricoli del cervello, il plesso coroidale e la ghiandola pineale; la *rete mirabile*, attribuita erroneamente da Galeno al cervello umano, viene messa in discussione. (Jacopo Berengario da Carpi, *Isagogae breves*).

1536 – Con diagrammi rozzi, ma ricavati direttamente dalle dissezioni compiute si illustrano gli aspetti fondamentali del cervello umano. (Johannes Dryander, di Marburgo: *Anatomia capitis humani*).

1543 – Andrea Vesalio di Bruxelles pubblica la *Fabrica corporis humani*, alle origini dell'anatomia moderna. Nella sezione VII sono contenute 15 eccellenti illustrazioni del cervello (l'errore di Galeno sulla *rete mirabile* è definitivamente confutato).

1545 – Buona descrizione del cervello da parte di Charles Estienne (*De dissectione partium corporis*)

1561 – Descritti i nervi del cranio. (Gabriele Falloppio: *Observationes anatomicae*).

1564 – Descritto il nervo timpanico (Bartolommeo Eustachi: *Opuscola anatomica*).

1573 – Costanzo Varolio fornisce una illustrazione, sia pure approssimativa, del *ponte* che porta il suo nome (*De nervis opticis*).

1664 – Descritti i vasi sanguigni alla base del cervello e i nervi spinali. (Thomas Willis: *Cerebri anatome*).

1665-1666 – Marcello Malpighi (*De cerebro*; *De cerebri cortice*) inizia a descrivere i rapporti tra il sistema nervoso centrale e quello periferico; scopre le papille dermiche; intuisce la specificità degli organi di senso.

1685 – Illustrato il sistema nervoso centrale e quello periferico. (Raymond Vieussens, di Montpellier: *Neurographia universalis*).

1714 – Vengono pubblicate (con gran ritardo) le *Tabulae anatomicae* di Bartolommeo Eustachi (1520-1574) che illustrano la base del cervello e il sistema nervoso simpatico.

1733 – Individuati il gran simpatico e il parasimpatico dal danese Jakob Benignus Winslow: *Exposition anatomique de la structure du corps humain* (destinato a rimanere un libro di testo per quasi un secolo).

1753 – Albrecht von Haller distingue la irritabilità dei tessuti dalla loro sensibilità. (*De partibus corporis humani sensibilibus et irritabilibus*).

1753 – Descritto il forame interventricolare del cervello.

(Alexander Monro *secundus*).

1756 – Descritta, da Nicolas André, la nevralgia infraorbitale.

1764 – Descritta, da Domenico Cotugno, la sciatica.

1773 – Descritta, da John Fothergill, la nevralgia facciale.

1776 – *Si scopre che i nervi, separati dall'organismo, tendono a crescere per proprio conto. (William Cumberland Cruikshank).*

1778 – *Thomas von Soemmering riprende e perfeziona le descrizioni di Thomas Willis (1664) dei nervi cranici e spinali.*

1784 – Scoperto il liquido cerebro-spinale, da Domenico Cotugno.

1791 – Luigi Galvani dimostra che i nervi attraversati da una corrente elettrica danno luogo a una reazione.

1794 – Antonio Scarpa pubblica le *Tabulae nevrologicae* e studia i nervi del cuore.

1810 – Franz Joseph Gall e Johann Caspar Spurzheim pubblicano il loro trattato sul sistema nervoso nel suo insieme.

1811 – Descritte le funzioni sensorie e motorie delle radici spinali, scoperte anche da François Magendie. Definite le funzioni dei nervi in corrispondenza con le zone cerebrali.(Charles Bell: *New idea of the Anatomy of the Brain*).

1812 – Julien Jean César Legallois mette in luce che i movimenti respiratori involontari hanno il loro centro nel cervello, poi ulteriormente localizzato (1824) nel midollo allungato (Jean Pierre Flourens).

1822 – François Magendie dimostra la validità della

legge di Bell sulle radici dei nervi spinali.

1822 - Descritte le nevriti alcooliche (James Jackson).

1834 – Johannes Peter Müller afferma la specificità dei nervi e dimostra definitivamente che il cervello è la sede centrale delle sensazioni.

1834 – Ernst Heinrich Weber postula una costanza di rapporti fra stimoli e sensazioni. Successivamente Gustav Theodor Fechner ne formulerà la legge.

1846 – Le sensazioni dolorifiche vengono distinte da quelle tattili. (Ernst Heinrich Weber).

1848 – Emil Du Bois-Reymond pubblica un'opera che viene considerata l'origine della elettrofisiologia: *Untersuchungen über tierische Elektricität.*

***1850-1852** – Misurata la velocità della corrente nervosa (Hermann Ludwig von Helmholtz).*

1851 – Spiegata le funzione vasomotoria dei nervi simpatici. (Claude Bernard).

1854-58 – Scoperti i nervi vaso-costrittori e vaso-dilatatori. (Claude Bernard).

1858 – Moritz Schiff dimostra che c'è una sensibilità dolorifica specifica.

1866 – Indagini sui nervi vasomotori. (Karl Ludwig ed Elie von Cyon).

1870 –Ricerche sulla localizzazione delle funzioni cerebrali. (Gustav Theodor Fritsch e Eduard Hitzig).

1887 – Prima operazione sul midollo spinale. (Sir William Richard Gowers e Sir Victor Horsley).

1891 – Enunciata la teoria dei neuroni. (Wilhelm Waldeyer).

1896 – Magnus Gustav Retzius, svedese, pubblica *Das*

Menschenhirn (*Il cervello umano*) e vi
descrive le strutture che portano il suo nome.
1906 – Charles Scott Sherrington pubblica i risultati delle sue ricerche sul sistema nervoso e, in particolare, sui neuroni le cui connessioni battezzerà con il nome di sinapsi.
1910 – Dimostrata la crescita delle fibre nervose in coltura. (Ross Granville Harrison).
1931 – Scoperta la *sostanza P*, neurotrasmettitrice delle stimolazioni dolorose. (Von Euler e Gaddum).
1947 – Edgar Douglas Adrian mostra che la specificità delle sensazioni dolorose non riguarda i nervi ma le differenti zone cerebrali a cui i nervi afferiscono.

ANESTESIA E ANTALGIA

1772 – *Scoperto il protossido d'azoto (Joseph Priestley).*
1779 – *Scoperto l'etilene (Jan Ingenhousz), che sarà usato settant'anni dopo.*
1782-88 – Il chirurgo Benjamin Bell suggerisce la compressione dei nervi dell'arto da operare come mezzo anestetico.
1799 – Scoperti gli effetti anestetici del gas esilarante (protossido d'azoto). (Humphry Davy).
1808 – Isolata la morfina. (Federico Guglielmo Serturner).
1818 – Messe in evidenza le proprietà anestetiche dell'etere solforico (Michael Faraday).
1821 - Sperimentata, da Fidel Pagès, l'anestesia

peridurale segmentata, ripresa un secolo più tardi da Achille Mario Dogliotti.

1824 – Vengono compiuti interventi chirurgici su animali anestetizzati con biossido di carbonio (Henry Hill Hickman).

1831 – Scoperto il cloroformio (etere biclorico) da Souberain, Justus von Liebig e Samuel Guthrie.

1832 – [Il grande chirurgo Alfred Armand Louis Marie Velpeau sostiene che eliminare il dolore dagli interventi chirurgici è impossibile]

1842 – William E. Clarke, a Rochester (USA), estrae un dente a un giovane usando l'etere solforico come anestetico.

1842 – Crawford Williamson Long opera usando l'etere come anestetico.

1845 – Tentativo fallito di estrazione di un dente in anestesia da parte di Horace Wells.

1845 – Francis Rynd, di Dublino, ricorre a iniezioni ipodermiche per alleviare il dolore.

***1846** (16 ottobre) – William T.G. Morton anestetizza con l'etere solforico un paziente sottoposto a intervento chirurgico: l'esperimento, riuscito, segna l'inizio ufficiale dell'anestesia.*

1846 (21 dicembre) – Robert Liston compie due interventi chirurgici ricorrendo all'anestesia.

***1847** – Sir James Young Simpson introduce l'anestesia, usando il cloroformio, in ostetricia.*

1847 – Il chirurgo russo Nikolai Ivanovic Pirogoff tenta l'anestesia con etere per via rettale.

1850 (circa) – Lo scozzese James Esdaile compie 261

operazioni indolori in India, ricorrendo al mesmerismo (l'esperimento non riuscirà in Scozia).
1852 – [Charles-Gabriel Pravaz inventa la siringa ipodermica].
1858 – L'inglese John Snow, primo anestesista professionale, introduce nell'uso un inalatore di cloroformio, poi perfezionato via via da Joseph Thomas Clover, Sir Francis Edward Shipway, Frederick William Hewitt (1875).
1858 – Isolata la cocaina. (Albert Niemann).
1858 – John Snow genera anestesia per la via tracheale in animali da esperimento.
1864 – Eulenberg inietta anestetici nelle vicinanze dei centri nervosi.
1869 – Oscar Liebreich dimostra gli effetti ipnotici dell'idrato di cloralio.
1869 – Friedrich Trendelenburg genera anestesia sull'uomo per la via tracheale.
1869 – Scoperta la funzione anestetica delle iniezioni sottocutanee di acqua (Pierre-Charles-Édouard Potain).
1872 – Alexander Hughes Bennett dimostra le proprietà anestetiche della cocaina.
1872 – Primi tentativi di anestesia per via endovenosa.
1874 – Pierre Cyprien Oré esperimenta l'anestesia per via venosa.
1876 – Adolf Wilhelm Hermann Kolbe isola l'acido salicilico.
1880 – William Macewen genera anestesia per via tracheale senza tracheotomia (tecnica ripresa nel 1907).
1884 – Karl Koller usa la cocaina per un intervento di

chirurgia oftalmica (anestesia locale).

1885 – James Leonard Corning inietta cocaina nel midollo spinale di un cane.

1885 – William Steward Halsted inietta cocaina nel tronco nervoso (metodo migliorato da Harvey Cushing nel 1898).

1891 – Heinrich Quincke introduce la puntura lombare.

1893 – Vengono definiti i *blocchi* delle vie nervose ai fini dell'anestesia locale (François Franke).

1898 – Karl Gustav Bier inietta cocaina nel midollo spinale di un uomo e ne ottiene l'analgesia degli arti inferiori.

1894 – Carl Ludwig Schleich inaugura l'anestesia per infiltrazione.

1901-1905 – Introdotta l'anestesia epidurale (M.A. Sicard e M.F. Cathelin).

1902-3 – Riprendono, con successo, i tentativi di anestesia per via endovenosa, con l'uso di barbiturici (veronal, barbital). (Emil Fischer e Joseph von Mering).

1903 – Introdotta l'adrenalina per prolungare la durata degli effetti degli anestetici (Heinrich Braun).

1905 – Alfred Einhorn scopre la novocaina.

1913 – James Taylor Gwathmey riprende l'idea di Pirogoff sull'anestesia rettale (1847) usando una nuova miscela a base di etere.

1918 – Usato per la prima volta come anestetico l'etilene, destinato a ulteriori sviluppi (etere ciprome: 1940).

1920 – Introdotta la tecnica del blocco della conduzione nervosa nella regione paravertebrale (Kappis, Läwen e Mandl).

1932 – Inizia l'uso dell'evipan e del pentotal sodico (barbiturici).
1940 – Ripresa con tecniche moderne dell'anestesia attraverso la refrigerazione (F.M. Allen e H.E. Mocks).
1942-43 – Introdotto il curaro nell'anestesia.

Dati tratti, in gran parte, da: Fielding H. GARRISON, *An Introduction to the History of Medicine*, Philadelphia and London, W.B. Saunders Company 1922 (third ed.); Arturo CASTIGLIONI, *Storia della medicina*, voll. 2, Milano, Mondadori 1948; Ralph H. MAJOR, *Storia della medicina*, Firenze, Sansoni 1959; Charles SINGER; E. Ashworth UNDERWOOD, *A short history of medicine*, Oxford, Clarendon Press 1962 (2nd ed.); Michael J. COUSINS; Phillip O. BRIDENBAUGH, *Il blocco nervoso in anestesia e nel trattamento del dolore*, Padova, Piccin Nova Libraria 1987; Knut HAEGER, *Storia illustrata della chirurgia*, Roma, Il Pensiero Scientifico Editore 1989; *La Fabrique de la Pensèe: La découverte du cerveaux de l'art de la mémoire aux neurosciences (aux soins de Pietro Corsi)*, Milano, Electa 1990; Gualtiero BELLUCCI, *Storia ed evoluzione dell'analgesia*, in *Trattato enciclopedico di anestesiologia, rianimazione e terapia intensiva*, vol. II: *Anestesiologia generale*, Padova, Piccin 1990, fasc. II, 1.

IL DIBATTITO CONTEMPORANEO SU GIOBBE

> L'assurdità della sofferenza, *non* la sofferenza, è stata la maledizione che fino ad oggi è dilagata su tutta l'umanità.
> - Friedrich Nietzsche, *Genealogia della morale*, III Dissertazione, n. 28 (trad. di F. Masini), Milano, Adelphi 1984, p. 156.

> Se un dio ha fatto questo mondo, non vorrei essere quel dio: la miseria del mondo mi spezzerebbe il cuore.
> - Arthur Schopenhauer

La prospettiva scientifica.

Nei nostri tempi il dibattito filosofico (ma assai più teologico) sulla *giustificazione* del dolore è stato ed è molto vivace e, in alcuni suoi momenti, è stato ed è, speculativamente, anche molto profondo.[172] Sono tornati

---

[172] Da prospettive diverse, su questo argomento, sono state tracciate, in Italia, tre importanti panoramiche, dovute rispettivamente a Maurizio Ciampa, Gaspare Mura e Gianfranco Ravasi. Ad esse abbiamo attinto ampiamente.

a intrecciarsi fra loro i temi della malattia e della morte, ossia del male fisico, con quelli del male morale e del male in genere, ma con una intensità nuova, spesso di carattere emotivo. I toni usati tradiscono una preoccupazione interiore che qualche volta appare disperata, anche in coloro che non aderiscono a visioni pessimistiche dell'uomo e del suo futuro. Due fattori hanno contribuito, certamente, a generare il senso di trovarsi dinanzi a un problema *più grande di noi*: le enormi sofferenze che si sono accumulate nel nostro secolo e delle quali siamo stati testimoni o partecipi e l'inadeguatezza di ogni fondazione etica e metafisica, filosofica e teologica, laica e religiosa del dolore. Ancora una volta la trattazione teorica della sofferenza da parte dei credenti approda alla parola *mistero* e da parte dei non credenti alla parola *enigma*. Di enigmi è densa anche la stessa ricerca scientifica in ogni sua accezione, nonostante gli straordinari progressi conoscitivi e pratici di cui si è mostrata capace.[173]

 Non è facile accertare se realmente il Novecento ha sperimentato la sofferenza più dei secoli precedenti. La vicinanza degli eventi falsa la prospettiva generale. Anche il passato ha conosciuto sofferenze (e atrocità) indicibili. Tuttavia la stessa crescita demografica, da sola,

---

[173] Non a caso uno dei testi più importanti, dovuto a Ronald MELZACK, nell'ambito delle ricerche neurofisiologiche, reca questo titolo: *L'enigma del dolore: aspetti psicologici, clinici e fisiologici* (Bologna, Zanichelli 1976).

ha generato innegabilmente, sotto il profilo della quantità assoluta, un maggior numero di persone esposte alla sofferenza. I tre quarti della popolazione mondiale appartengono a quello che si è convenuto chiamare il Sud del mondo, ciò che significa miseria, fame, minore difesa contro le malattie, in ispecie quelle a carattere epidemico, per miliardi di persone. Si aggiunge quello che può essere definito, con un eufemismo, il malessere sociale: le sofferenze che, in più modi, gli uomini infliggono agli altri uomini: le guerre, la privazione delle libertà più elementari, lo sfruttamento del lavoro minorile, le mutilazioni rituali degli organi sessuali, talvolta il ricorso alla tortura... l'elenco è interminabile. Né si può dimenticare la sorte che viene riservata agli appartenenti ad altre specie animali.

L'esistenza non coincide con il dolore. Soprattutto non vi coincide *necessariamente e sempre*. Ma non vi è individuo che del dolore, in qualcuna delle sue varie forme, non abbia fatto esperienza e che quando esso si sia mostrato particolarmente grave o inutile o *ingiusto* non se ne sia chiesto il motivo. Perché il dolore? Per quel che riguarda il dolore fisico proveniente dalle malattie probabilmente la difficile risposta è da cercare nel processo evolutivo che comprende tutte le specie viventi e, quindi, anche l'uomo: nel modo in cui gli organismi hanno risposto, fin dalle origini, alle stimolazioni ambientali, tentando di discernere quelle vantaggiose da quelle che potevano recare danno e sviluppando, così, una sensibilità, una irritabilità del proprio corpo, provocando anche, a questo fine, una specializzazione di alcune sue parti; nel modo in cui si è formato e si è modificato attraverso il tempo – quasi seicento milioni di anni, secondo alcuni studiosi – il sistema nervoso.[174]

Non è inverosimile che sia lì il segreto di certi fenomeni la cui spiegazione riesce oggi ardua: il dolore senza danno e il danno senza dolore, ad esempio, o il dolore come segno di allarme eccessivo rispetto all'alterazione verificatasi. Sembra che la natura – ammettendo per un momento che sia lecito personificarla e attribuirle un intento – abbia proceduto *per prove ed errori*. I processi che così ha creato sono tanto meravigliosi quanto imprecisi. Ci si stupisce, con ragione, della *sapienza* della natura: il più semplice degli organismi viventi, visto da vicino, appare di una complessità straordinaria; i suoi processi fisiologici sono innumerevoli, differenziati e articolati fra loro in modo da costituire un tutto *coerente*; ogni molecola ha caratteristiche sue, ogni molecola ha una funzione, ogni molecola fa parte di un programma. Più si penetra nell'interno di un organismo vivente più ci si smarrisce nel labirinto immenso della sua architettura, così ben definita e, al tempo stesso, così plastica. E tuttavia occorrerebbe interrogarsi anche sulle manchevolezze della natura, vere o presunte che siano, sulle modificazioni evolutive che non hanno avuto uno sfocio, su quelle che sono rimaste a metà e sono inutilizzabili

---

174 Cfr., a questo riguardo: Rita LEVI MONTALCINI, *La galassia mente*, Milano, Baldini & Castoldi 1999.

eppur sussistono ancora, ecc.

Si ha l'impressione, talvolta, che la natura abbia creato un sistema d'allarme indispensabile, ma squilibrato. Se la *teoria del cancello* di Melzack e Wall ha un fondamento l'immagine che ne deriva è quella della presenza nel nostro organismo di tendenze antagoniste: nervi e attività fisiologiche incaricati di segnalare un pericolo, un danno e nervi e attività fisiologiche volti a chiudere l'accesso, a respingere il messaggio, a non ascoltarlo. E tutto questo sarebbe accettabile e anzi ammirevole se non avessimo il sospetto che, con relativa frequenza, qualcosa si inceppa. Talvolta il *guardiano* del cancello lascia passare troppi o troppo brutali messaggeri, talvolta dimentica di far intervenire chi di dovere, talvolta, infine, è troppo arcigno o distratto dinanzi a legittime sollecitazioni. L'organizzazione, ai nostri occhi (e forse soltanto a essi) appare un po' confusa. Il compito di trasmettere sensazioni dolorose è riservato soltanto ai recettori nervosi specifici, i *nocicettori*, o vi concorrono anche altre fibre che, normalmente, hanno funzioni diverse? Vi sono nocicettori viscerali, oltre quelli distribuiti nella cute? e come distribuiti? Va da sé che a queste e altre domande non meno impegnative soltanto la neurofisiologia può rispondere. Molto ci attendiamo dalla biologia molecolare che, anche a questo proposito, apre grandi speranze.

La vicenda si fa più intricata quando si passa al dolore psichico, *categoria* non del tutto distinguibile, come sappiamo, da quella del dolore fisico, e in cui possono essere fatte rientrare molte sottocategorie e molte manifestazioni dell'ambito *morale*: i cosiddetti stati d'animo, le passioni, i sensi di colpa, i rimorsi e così via a non finire. Quand'è che queste sofferenze cessano di essere *normali* e divengono patologiche? Se misurare il dolore fisico è, come abbiamo visto, un'impresa ardua, misurare quello psichico sembra impossibile, eppure esso non è meno reale e, talvolta, non è meno lancinante dell'altro. Si può soffrire crudelmente, soprattutto in certe stagioni della vita, anche di *mal d'amore* o di gelosia o per un'ambizione insoddisfatta. E che dire delle ansie, delle angosce, delle paure, motivate o immotivate che esse siano? Gli psicofarmaci e le terapie sociali, oggi, affrontano alcune di queste manifestazioni quando esse abbiano raggiunto un grado considerato patologico, ma quella che viene chiamata coscienza rimane inaccessibile fino al punto di farci sospettare che non si tratti altro che di un nome riassuntivo di un processo dinamico, anch'esso molto complicato.

La prospettiva metafisica: il dolore dell'innocente.

Tanta varietà e tanta intensità delle sofferenze che attraversano l'umanità (e, più in generale, per quel che ne sappiamo, tutti gli esseri dotati di sistema nervoso) legittimano gli interrogativi sulla *giustificazione* del dolore. Perché non è possibile un'esistenza se non piacevole, almeno serena in modo continuativo? La domanda è certamente metafisica. Verte sul dover essere, non sull'essere. Suppone che avrebbe potuto esservi o che si sarebbe potuto costruire (o creare) un mondo diverso, senza malattie, senza morte, privo di aggressività reciproca tra gli uomini. O, subordinatamente, che il mondo che alberga queste negatività possa essere modificato e il dolore annientato. Non in parte o transitoriamente, come sono impegnati a fare i medici, ma *in toto* e durevolmente, almeno nelle sue fondamenta. È il dolore come *principio* che qui viene posto in discussione, la sua *ragion d'essere*, nel senso che a questa espressione dava Camus.

Non a caso le riflessioni di Camus su questo argomento sono state originate dai sentimenti che egli ha provato dinanzi al dolore di un innocente. Si trattava di una ragazzina travolta e uccisa, in un incidente stradale, dinanzi ai suoi occhi e a quelli di un amico che era con lui. Fremente per l'emozione, Camus, indicando il cielo e volgendosi verso l'amico esclamò: *Tu vedi! tu vedi! ed egli tace!* Si può dire che da qui parta la tematica del *silenzio di Dio* che occupa tanta parte del dibattito odierno attorno al dolore e che trova il suo momento culminante in Auschwitz. Quell'esclamazione è colma di indignazione. La questione del dolore è *la rocca dell'ateismo*, diceva Büchner.[175]

A ben vedere l'esclamazione di Camus non è

---

175 *[...] perché soffro. Questa è la roccia dell'ateismo. Il più piccolo trasalimento di dolore, e sia pur in un atomo, provoca un laceramento nella creazione, da cima a fondo.*
– Georg BÜCHNER, *La morte di Danton*, (atto terzo, scena I). L'espressione è ripresa anche da Gianfranco RAVASI, in *Giobbe*, Roma, Borla 1991, p. 193.

altro che il complemento speculare dell'arcaica convinzione, sulla quale abbiamo più volte insistito all'inizio di questo scritto, secondo cui il dolore è la conseguenza del peccato, una punizione meritata. La giustizia di Dio, della quale non ve ne è una maggiore, colpisce il reo di avere infranto la sua legge. L'eventuale obiezione che, in molto casi, sembra esserci un'evidente sproporzione tra la colpa di cui ci si è resi responsabili e il castigo inflitto, viene quasi sempre sbrigativamente scavalcata: noi ignoriamo l'entità e talvolta la presenza stessa di un peccato, che, invece, a Dio sono noti. Ciò che importa è che è intervenuto *qualcosa* (che può rimanere anche occulto) e che ha fatto scattare il meccanismo. Vita virtuosa = premio; vita peccaminosa = punizione.

Questa risposta non vale più nel caso in cui chi viene percosso e atterrato sia un innocente. È difficile attribuire una colpa a un bambino piccolo o a un neonato. Anzi, a tutta prima, sembra impossibile. Eppure anche questo è stato fatto. Il battesimo, nella credenza cristiana, toglie via una *macchia* originale, sottrae colui che è venuto or ora alla luce alla condizione di *non posse non peccare*, in cui, ovviamente del tutto a sua insaputa, un gesto di due suoi lontanissimi progenitori lo aveva collocato. Il problema, però, si è soltanto spostato: nemmeno l'atto sacramentale è pienamente liberatorio. Il peccato originale è dissolto, ma la punizione resta. Perché il neonato, sottratto a Satana e la cui anima è tornata candida, non è indenne da ogni sofferenza?

L'eventuale replica, che pure è stata tentata,

secondo cui il versamento dell'acqua lustrale restituisce al neonato la libertà del *posse non peccare* che egli, come appartenente alla *massa damnationis* del genere umano, aveva perduto non è sufficiente a tacitare l'obiezione. Non si riesce a cogliere e a definire un solo gesto del bambino che possa essere considerato come la conseguenza *perversa* dell'uso della libertà che ha da poco ricevuto. Solitamente, allora, si ricorre a una seconda replica: il dolore non è (o non è soltanto) una conseguenza del peccato, ma è (anche) un processo di purificazione che, supportato dalla fede, è promessa e anticipazione di una remunerazione successiva. Ma la domanda fondamentale ritorna ostinatamente: di quale catarsi o di quale ulteriore purificazione necessita l'innocente, colui che è stato paragonato al giglio dei campi? L'ultima trincea, come sappiamo, consiste nell'affermare che siamo dinanzi a un mistero. E intorno a questa parola, a ciò che essa designa o che pretende di designare, nessuna discussione è possibile. Il mistero è, per sua natura, impenetrabile anche per chi vi crede. Di più: non ci sono prove che *là* ci sia un mistero e quindi esso può nascere dovunque in mille forme diverse, anche tra loro contraddittorie. La contraddizione stessa, quando è sacrale, può essere assunta a mistero e fatta oggetto di fede.

 È su questa base che scrittori cristiani, come Maritain, hanno cercato di cambiare i termini della questione e quasi di capovolgerli: il dolore dell'innocente non è la prova o l'indizio di una *assenza* di Dio, come riteneva Camus, ma, al contrario, è la testimonianza della sua presenza o, più precisamente, di una presenza che, trattandosi di Dio, non può essere che misteriosa. Dio ci trascende assolutamente; la sola possibilità (o la possibilità più autentica) che ha di manifestarsi è quella della sua infinità *terribile* che noi percepiamo come assenza, come dolore.[176] La radice più vera del dolore è questa separazione del Creatore dalla sua creatura, l'*irraggiungibilità* di Dio. Non siamo lontani, in definitiva, dalla posizione, sostanzialmente inattaccabile, di Tertulliano: *credo quia absurdum*, o, per un altro verso, da quella kierkegaardiana, secondo cui l'angoscia, come sofferenza metafisica e reale al tempo stesso, nasce dal fatto che io non posso esistere se non fuori di Dio (*ex-sistere*), anche se questo proprio a Dio mi rinvia e di Dio è la prova. Su queste basi un altro autore cattolico, Raïssa, spinge più oltre il paradosso: l'angoscia è la reale perfezione dell'uomo, e Berdiaev, più semplicemente e più direttamente, può affermare che il male è la prova dell'esistenza di Dio, poiché è solo in Dio che la domanda acquista significato.[177]

In questa concezione, dunque, il dolore, e con esso il male, è costitutivo del creato e di tutte le creature

---

176 Per queste considerazioni, cfr. Gaspare MURA, *Angoscia ed esistenza. Da Kierkegaard a Moltmann. Giobbe e la "sofferenza di Dio"*, Roma, Città Nuova 1982, pp. 152-153.

177 Cfr. Maurizio CIAMPA (a cura di), *Domande a Giobbe. Intervista sul problema del male*, Roma, Città Nuova 1989, p. 77.

che lo popolano e, in modo specifico, dell'uomo, il quale nasce nella sofferenza e con la sofferenza, in senso metafisico e anche fisico, poiché per esistere, ciascuno come realtà unica inconfondibile (come *persona*) deve necessariamente distaccarsi da Dio, deve *perdere Dio*. Il dono che l'uomo riceve da Dio della sua autonomia di scelta tra il bene e il male, lo separa dal suo Creatore e gli rende perfino possibile la rivolta contro di lui. Scrive Cacciari: *La libertà pensata radicalmente significa che l'uomo è sciolto da Dio, ma anche che Dio è sciolto dall'uomo.*[178] Questa affermazione, trasferita sul piano teologico, significa che Dio non può essere considerato *direttamente* responsabile del male e del dolore. Responsabile è l'uomo. Ma anche in questa prospettiva molti problemi rimangono inesplicati. Ad esempio: anche ascrivendo interamente il male a una volontà umana *cattiva* non è chiaro perché da essa derivi il dolore. Si tratta di una connessione necessaria? Stabilita da chi e perché? E, ugualmente, chi è che giudica della bontà e della malvagità dell'agire umano? È davvero piena libertà quella che demanda ad altri il giudizio sul suo operato? E, in un'altra direzione: come si giustifica il dolore degli animali, ai quali pure si nega ogni capacità morale (e il possesso di un'anima)? Non sono essi innocenti o, almeno, *al di là del bene e del male*? Per un altro verso ancora, quello più propriamente trascendente: la preveggenza divina (che viene presentata come totale,

---

178 Cfr. intervento di Massimo Cacciari, in M. CIAMPA, o.c., p. 69.

assoluta, infinita) non aveva messo in conto la possibilità della *rivolta* umana e le sue imponenti conseguenze dolorose?

La prospettiva metafisica: la sofferenza di Dio.

Queste e altre difficoltà hanno riportato alla ribalta una tesi che fu oggetto di controversia già nei primi secoli di vita della chiesa cristiana: la sofferenza dell'uomo ha il suo corrispondente nella sofferenza di Dio. La creazione stessa, par di capire, avviene nel dolore. Come nel parto di una donna, alla sofferenza del generato fa riscontro la sofferenza di chi genera. Nasce il tema della *sofferenza di Dio*, che, da un lato, è attualissimo e dall'altro si ricollega a una remota tradizione cristologica. Gesù è uomo-Dio. Soffre, in maniera indistinguibile, tanto come uomo quanto come Dio, e la sua sofferenza viene presentata, ordinariamente, come onnicomprensiva, nel senso che include tanto il dolore fisico quanto quello dello spirito (la crocefissione e la sua vigilia sono accompagnati dall'angoscia). Anzi, di regola, la sua sofferenza viene qualificata come la più alta possibile: Cristo soffre quanto e più di tutta l'umanità e per tutta l'umanità. Non si tratta di dolore simbolico, ma di pena reale e concreta, di sudore misto a sangue: ogni forma di docetismo è respinta. Possono insorgere delle perplessità sulla *totale* estensione a tutte le gamme del dolore dell'esperienza di Gesù: l'angoscia, ad esempio, viene generalmente ammessa e anzi sottolineata, ma la sofferenza proveniente dal senso di colpa, dal rimorso non viene presa in nessuna considerazione. Gesù viene visto come assolutamente innocente e, proprio per questo, la sua sofferenza è assoluta o, quanto meno, la più alta possibile. In questo senso essa riassorbe il peccato, pur senza averlo sperimentato, e lo cancella. Sotto questo profilo Cristo viene presentato, per lunga e consolidata tradizione, come il Salvatore, il Redentore. Di questo Cristo, Giobbe – per concorde parere della maggior parte di coloro che, laici o credenti, si sono interessati a problemi di teodicea, Kierkegaard, Barth, Jaspers, von Balthasar, Berdiaev, Moltmann, Coccioli, Berto, Quinzio, Bacchelli, Turoldo, ecc. – è prefigurazione.

La concezione di un Dio che soffre, all'interno di una religione monoteista, è, senza dubbio, uno *scandalo* e, come tale, è stata sempre intesa e vissuta. Infatti, anche se viene presentata in vario modo, essa appare costantemente sotto il segno del mistero, del mistero più profondo e inesplorabile, quello che genera tutti gli altri. A sostenerlo non può essere che una fede assoluta, tenuta a rispondere solo a sé stessa, e cioè fondata sul nulla. Che poi i mistici, rovesciando questi termini, facciano del nulla il tutto o l'assoluto (la sostituzione, sul piano dell'irrazionale, è delle più agevoli), non cambia la caratteristica intrinseca dell'atto di fede.

L'esistenzialismo, a cominciare da Kierkegaard, ha dato importanti e interessanti contributi a questa impostazione del problema (di soluzione, per riconoscimento di coloro stessi che vi aderiscono, non si può parlare). *La risposta al grido di angoscia di Giobbe, dal punto di vista della teodicea, poteva essere data solamente da un Dio che sia egli stesso in angoscia [...].*[179] Seguendo questa via vi è chi collega o addirittura identifica l'angoscia, che assume così un significato positivo,[180] con l'innocenza. *La grande intuizione di Bloy, ripresa poi da Raïssa, è che vi è nel dolore, nella sofferenza, nell'angoscia dell'uomo qualcosa di "originariamente innocente", qualcosa che è il riflesso della stessa impenetrabile essenza divina.*[181] In queste pur suggestive posizioni, a onor del vero, non è del tutto chiaro il rapporto che si postula fra angoscia e innocenza, anche se sembra di poter comprendere che Dio (che è l'innocenza stessa) è *sorpreso* o aggredito da

---

179 G. MURA, o.c., p. 126.

180 Resta poi da spiegare come sia conciliabile questa valutazione con affermazioni come quella di Heidegger (a cui pure ci si ispira, o della cui filosofia si tien conto) secondo cui *L'angoscia rivela il niente*, o come quella di Gaspare Mura, che l'accoglie e ribadisce: *l'angoscia non sa ciò di cui s'angoscia* (cfr. G. MURA, o.c., p. 33 e p. 39), a meno che, con queste e simili espressioni, non s'intenda alludere alla totale e preliminare distanza che separa l'uomo da Dio (l'uomo che cerca Dio trova il vuoto), ma non è certo questa una conclusione accettabile dal punto di vista fideistico.

181 G. MURA, o.c., pp. 151-152. Inizialmente l'A. aveva già affermato perentoriamente che occorre comprendere che *nel libro di Giobbe non si tratta soltanto dell'angoscia dell'innocente, ma dell'angoscia innocente* (ib., p. 28).

un male di cui la definizione resta oscura (il peccato dell'uomo, Satana, l'esistenza stessa di ciò che, creato da Lui, è a Lui necessariamente inferiore?).

Il teologo protestante Jürgen Moltmann si richiama a de Unamuno per il quale la sofferenza comune costituisce il legame più valido e più autentico tra l'uomo e Dio e ne determina la reciproca comprensione.[182] Tuttavia Moltmann va oltre. La sua attenzione si appunta sopra gli episodi, senza dubbio altamente drammatici, di Gesù nell'orto dei Getsemani e del grido che gli sfugge nel corso della sua agonia, a proposito del quale parla di *Dio abbandonato da Dio*.[183] Questo *sdoppiamento* di Dio avviene nella sofferenza. *È* la sofferenza. Dio rivela sé stesso come sofferenza, tacendo. Il fatto che Dio Padre non risponda all'invocazione estrema del Figlio (che è ugualmente Dio) viene visto anche come l'anticipazione del *silenzio di Dio* ad Auschwitz, che ha tormentato e tormenta l'animo di

---

182 *Dio si manifesta sofferente a noi che soffriamo. E come sofferente esige la nostra compassione, garantendoci la sua.* Citato in Jürgen MOLTMANN, *Esperienze di Dio. Speranza, angoscia, mistica*, Brescia, Queriniana 1981, p. 73.

183 *Il terribile «silenzio del Padre» di fronte all'orazione che il Figlio eleva nei Getzemani è ben più di un silenzio di morte. Martin Buber lo ha chiamato «tenebre di Dio». È ciò che i mistici provano nella «oscura notte dell'anima». Il Padre si sottrae, Dio tace. È l'esperienza dell'«inferno» e del «giudizio».* J. MOLTMANN, o.c., pp. 66-67. – Cfr. anche: M. CIAMPA, o.c., p. 56, e G. MURA, o.c., p. 6.

tutti i credenti, quale che sia la fede da essi professata. In una posizione molto vicina a quella di Moltmann si colloca un altro teologo, Kazoh Kitamori, giapponese, per il quale la natura stessa di Dio è la sofferenza. Ed è questa identificazione a generare l'amore di Dio nei confronti degli uomini.[184] È difficile, per non dire impossibile, dar conto di queste dottrine, così dense di fascino e cariche di emotività, ma che consistono in accostamenti e in *compenetrazioni* di immagini non rispondenti a nessuna regola data e che, cioè, si muovono su un piano analogico, anziché logico, in cui ogni deduzione è possibile. Non solo il loro sfocio, ma il loro presupposto è, più o meno sotterraneamente, mistico o misticheggiante.

Naturalmente nemmeno all'interno del postulato fideistico, in cui queste prospettive nascono, l'assunto è sostenibile senza la certezza della ricomposizione di Dio (di Dio e dell'uomo), ossia senza la Resurrezione del Cristo, che è vista come garanzia del riscatto dell'uomo e come promessa di una vita futura in cui il dolore – ogni dolore – cessa di esistere (e forse questa sorte tocca anche al ricordo del dolore, a sua volta possibile fonte di sofferenza).[185] In termini banali: se la sofferenza non

---

184 Cfr. M. CIAMPA, o.c., p. 57, e G. MURA, o.c., p. 171: per quest'ultimo, Kitamori è l'iniziatore della *teologia del dolore di Dio*.

185 *[...] la «profondità» dell'esperienza di angoscia che Cristo ha conosciuto sulla «croce» viene di gran lunga superata dall'esperienza di un'«ampiezza» nella sua «risurrezione»*. J. MOLTMANN, o.c., p. 76.

servisse a nulla o sfociasse nel nulla, non ne potrebbe derivare che il disorientamento totale e il più che probabile naufragio della fede. La certezza di cui si parla è una speranza (e come tale viene presentata), ma per il credente non solo la speranza è per sé stessa certa, ma è anche fondamento della certezza (o delle certezze): è virtù teologale.

In definitiva, il dibattito teologico dei nostri giorni, nei suoi rappresentanti più sensibili e più preparati, ha abbandonato alcune vecchie posizioni difficilmente difendibili, volte tutte a *esonerare* Dio da ogni responsabilità in merito: quella del dolore come punizione del peccato, quella del dolore come processo di purificazione e di sublimazione, quella – più o meno manichea – del ricorso all'intervento di una divinità malvagia, antagonista di Dio e della sua bontà. Dio è stato, in modo più o meno accentuato, *coinvolto* nella sofferenza. In proposito tra Lui e l'uomo si è creduto di poter stabilire una corresponsabilità. Per raggiungere questo traguardo (che può essere considerato insoddisfacente, ma che ha certamente un significato non trascurabile) si è dovuto sottolineare l'importanza del messaggio salvifico, con una svalutazione ulteriore, anche se implicita, del mondo terreno che ospita lutti e orrori inenarrabili.

Tesi ancora più radicali di quelle finora esposte sono contenute nelle opere di Philippe Nemo e di André Neher. Per il primo l'esistenza del male e del dolore non si spiega che con l'assoluta trascendenza di Dio: *Dio è assente dal mondo, sordo alla legge del mondo*,[186] ed è proprio questo che genera quel tipo di angoscia che fu di Giobbe, colpito più che dal dolore da questa constatazione. La tesi, non foss'altro per confutarla, è ripresa anche da parte dei credenti; Peter Lippert, ad esempio, mette un intero capitolo del suo libro, *Giobbe parla con Dio*,[187] sotto il titolo *Tu sei l'assente*. Per Neher, ebreo, come pone bene in evidenza Sergio Quinzio nella prefazione al suo libro dal titolo eloquente, (*L'esilio della parola. Dal silenzio biblico al silenzio di Auschwitz*),[188] Dio tace *per lasciare uno spazio alla libertà dell'uomo*, ma questo silenzio è così radicale (in questo modo lo aveva definito, come abbiamo visto, anche il Cacciari) che non prevede alcun intervento divino. Non c'è un piano provvidenziale che guidi gli eventi umani. La creazione del mondo è il risultato di un'improvvisazione.[189] Ne deriva che l'uomo rimane interamente abbandonato a sé stesso. C'è, quindi, una *dimensione demoniaca del*

---

186 Riportato in G. MURA, o.c., p. 52. G. RAVASI (in *Giobbe*, cit., p. 237) ricorda Guido Morselli, il quale, nel suo *Giobbe suicida* sosteneva che con il suo silenzio, Dio difende il suo carattere misterioso.

187 Roma, Editrice Studium 1964 (terza ed.).

188 Casale Monferrato, Marietti 1983. La prefazione di Sergio Quinzio è alle pp. 9-15.

189 Sergio QUINZIO ricorda che i cabalisti *avevano già interpretato la creazione come «zimzùm», come ritrarsi di Dio per lasciar sussistere il mondo.* (ib., p. 13).

silenzio di Dio. È Dio che rende libero Satana (anche Satana, perfino Satana) di colpire Giobbe.[190] Di più ancora: *il silenzio di Dio è la morte di Dio*. Quasi un suicidio, dunque. Margarete Susman, un'altra ebrea, parlerà ancora più direttamente, con accenti vibrati e sofferti, di una *aggressione divina*.[191]

Auschwitz.

Con Neher e con la Susman siamo entrati nel tema specifico del *silenzio di Dio a Auschwitz*, che ha colpito e sconvolto la coscienza ebraica, e non solo quella. Auschwitz è stata una realtà sui cui contenuti non è il caso qui di soffermarsi ed è divenuta, nello stesso tempo, un simbolo di innumerevoli altri orrori, simili e dissimili, che l'hanno preceduta e che l'hanno seguita. In breve: *un simbolo del male estremo*, poiché, lasciando per un momento da parte le difficoltà enormi di ogni quantificazione per eventi del genere, è possibile immaginare una esperienza altrettanto terribile, ma non una che sia ancora più negativa.

Com'è noto uno dei contributi più importanti alla

---

190 Cfr. M. CIAMPA, o.c., pp. 205-206.

191 *Dio prende sul serio, con estrema serietà, l'uomo come oppositore; fa appello al cosmo intero contro di lui; lo onora nel mentre lo umilia.* Margarete SUSMAN, *Il libro di Giobbe e il destino del popolo ebraico*, Firenze, Giuntina 1999, p. 108. Cfr. anche M. CIAMPA, o.c., p. 206.

trattazione di questo tema viene da Elie Wiesel, il quale, fra l'altro, annota: *[...] il silenzio di Dio ad Auschwitz è più doloroso per il credente che non per il non credente. Un ateo giudicherà forse la barbarie intollerabile, il credente si chiederà perché Dio la tollera [...].*[192] Nessuno certo può dimenticare la descrizione del ragazzo impiccato dalle SS nel silenzio terrorizzato e agghiacciante dei presenti che hanno appena la forza di sussurrare la domanda fatale per i credenti: *dov'è Dio?* Ma vi sono pagine di denuncia altrettanto desolata e penetrante. Gianfranco Ravasi ne ha riportate alcune che conviene trascrivere. La prima proviene da un rabbino e psicologo ebreo, R.L. Rubinstein che affronta il tema del paragone ricorrente fra il destino di Giobbe e la sorte del popolo ebraico:

È un errore molto grave credere che Giobbe possa servire da modello per la risposta religiosa ebraica ad Auschwitz. La maggior parte dei teologi ebrei contemporanei insiste nell'affermare che l'ebreo post-Auschwitz è un esemplare contemporaneo di Giobbe. È dimostrato che siamo crudelmente provati. Siamo esortati a mantenere una fede giobbica nella beneficenza di Dio, nonostante Auschwitz. Io non sono d'accordo. Si può discutere di Giobbe, solo quando c'è Giobbe. Orrendamente afflitto, Giobbe, sedeva sul suo mucchio di letame. Per quanto terribile fosse la sua condizione, egli era tutte le volte riconosciuto come

---

192 Josy EISENBERG; Elie WIESEL, *Giobbe o Dio nella tempesta*, Torino, S.E.I. 1989, p. 54.

persona da Dio e dall'uomo. Ad Auschwitz l'ebreo non sedeva sul mucchio di letame. Divenne meno del mucchio di letame. Se non altro il mucchio di letame ha la capacità di dilatare la forza datrice di vita della terra. Nessun "tu" fu rivolto all'ebreo di Auschwitz da Dio o dall'uomo. L'ebreo divenne una non-persona nel più profondo senso della parola. Né la sua vita né la sua morte contavano. Non c'era alcun problema, perché non c'era alcun Giobbe. Giobbe se ne andava in fumo. E il suo problema con lui.[193]

Non so come si possa, dopo Auschwitz, lodare il Signore e cantare il suo nome nel mondo, ha esclamato la cristiana Dorothee Sölle, e il romanziere tedesco Wiechert fa dire a un suo personaggio: *Tormentare un animale per un'ora è cattivo, ma tormentare un uomo, migliaia di uomini, non per un'ora, ma per anni, per una vita intera, non è cattivo, è infame e diabolico, così diabolico, sì, così diabolico che un Dio non potrebbe assistervi a meno che sia un pazzo o il Signore di tutti i diavoli.*[194] Isaac Singer non esiterà a scrivere: *[...] dal momento che Dio sta eternamente in silenzio non gli dobbiamo nulla.*[195]

È evidente che, all'interno di una parte del mondo dei credenti, la fede, ormai, si esprime angosciosamente come contestazione di Dio. Dio, o

---

193 Riportato in *Giobbe* (a cura di G. Ravasi), cit., p. 206.

194 Riportato in *Giobbe* (a cura di G. Ravasi), cit., p. 210.

195 Riportato in *Giobbe* (a cura di G. Ravasi), cit., p. 214.

quanto meno il suo silenzio, è posto sotto processo. Perfino l'attuale pontefice, Giovanni Paolo II, nel suo dramma intitolato non casualmente a Giobbe considera legittima una simile inchiesta: "Giobbe: *[...] perché lo fa, perché è accaduto questo? – perché trafigge il mio cuore?* – Bildad il Suchita: *Se tu sei un giusto non glielo domandare – non entra l'afflizione in un cuore puro.* – Giobbe: *Non è così – ho il diritto di fare a Lui delle domande. – Non è così devo esprimere la mia volontà – Se ha colpito io devo accusare – e alzare la voce fino al cielo, puntare al cielo: - Perché, Signore, oh perché Signore?*[196]

  Auschwitz non appare più nemmeno come l'anticipazione o l'esemplificazione dell'inferno, ma come la sua realizzazione. Già Joseph Roth nel suo romanzo intitolato a Giobbe, quasi profeticamente aveva messo in bocca al protagonista, Mendel, colpito da ogni genere di infelicità, come Giobbe, queste parole: *«No, amici miei! Io sono solo e voglio essere solo. Per anni ho amato Dio e lui mi ha odiato. Per anni l'ho temuto, ora non può farmi più nulla. Tutte le frecce della sua faretra mi hanno già colpito. Ormai può solo uccidermi. Ma per questo è troppo crudele. Vivrò, vivrò, vivrò».* - *«Ma la sua potenza»*, *obiettò Groschel*, *«è in questo mondo e nell'altro. Guai a te Mendel, quando sarai morto».* – *Allora Mendel rise di cuore e disse: «Non ho paura dell'inferno, la mia pelle è già bruciata, le mie membra*

---

[196] Karol WOJTYLA, *Giobbe ed altri inediti*, Città del Vaticano, Libreria Editrice Vaticana, p. 43.

sono già fiaccate e gli spiriti maligni sono miei amici. Tutte le pene dell'inferno le ho già sofferte. È più benigno di Dio, il diavolo. Siccome non è così potente, non può essere così crudele. Io non ho paura, amici miei!». Allora gli amici ammutolirono.[197]

La contestazione di Dio ha implicato la contestazione del suo complemento opposto, l'inferno. Le epifanie terrene dell'inferno (i genocidi, le torture, le violenze, certe malattie che segnano un individuo per tutta la sua vita, le agonie lunghe e atroci di alcuni malati terminali, le angosce devastanti della follia...) hanno suscitato orrore e hanno fatto arretrare anche dinanzi alla prospettiva di una sofferenza eterna, di *un male senza alcun bene*. Perfino un teologo come Sertillanges, che pure dichiara indubitabile, sulla scorta della testimonianza delle Sacre Scritture, non solo l'esistenza

---

[197] Joseph ROTH, *Giobbe. Romanzo di un uomo semplice*, Milano, Adelphi 1992, p. 153. È vero che poi, nel rispetto della tradizione biblica, Mendel prodigiosamente recupera il favore di Dio e torna alla fede precedente, ma è anche vero che egli non ha conosciuto né poteva conoscere Auschwitz.

dell'inferno,[198] ma anche della punizione infinita del fuoco,[199] giunge ad ammettere la possibilità che, con l'eccezione di Satana, non vi sia nessun essere che venga consegnato alla pena eterna.[200] Ritorna, così, il concetto origeniano di una finale apocatastasi, sia pure con una riserva riguardante Lucifero, la cui salvezza è

---

198 *Nella S. Scrittura l'eternità della punizione nell'inferno è certa e chiara (Matt. XXV, 46; Marc. IX, 43, 45, 47; Luca, XVI, 22-26; Apoc. XX, 10, 15). La chiarezza e la fermezza della tradizione cattolica è indiscutibile. Il magistero infallibile l'ha sancita nei Concili*: Antonin Dalmace SERTILLANGES O.P., *Lo scandalo dell'inferno*, Asti, Libreria Dottrina Cristiana [Istituto salesiano Arti Grafiche] 1959, p. 7, nota 1.

199 *Che il fuoco di cui costantemente parla la Scrittura, si debba intendere in senso reale e non puramente metaforico come sinonimo di rimorso oggettivo, è bene avvertire che corrisponde alla quasi ininterrotta tradizione cattolica dei SS. Padri e dei Teologi [...]*: A.D. SERTILLANGES, o.c., p. 20 (le sottolineature sono nel testo).

200 *Domanda: «[...] chi metteresti tu nell'inferno con certezza?». Risposta: «Satana, perché rivelato nella Scrittura, e gli angeli suoi seguaci. Degli uomini invece con il nostro incompetente giudizio nessuno!»*: A.D. SERTILLANGES, o.c., pp. 42-43. È interessante, e anche curioso, notare che, poco prima, l'A. aveva parlato, invece, sia pure sotto la veste di ipotesi, di un inferno popolato di dannati e, alla domanda se la loro infelicità fosse senza misura, aveva risposto: *Sì nel suo oggetto, tuttavia composta dei gradi, forse delle accidentali riduzioni di pena [...]*. (ib., pp. 25-26).

giudicata *immorale*.[201]

Forse ne dovremmo concludere, con Paul Ricoeur, che quello di *giustificare Dio* per la sofferenza nel mondo e del mondo è *un compito insensato*.[202] Probabilmente dovremmo aggiungere anche *rischioso* per la dottrina cristiana e, in generale, per la teologia. Non sono pochi, anche se restano una minoranza, coloro che ne hanno tratto la conclusione di Cotureau: *Non credo in Dio. Se Dio esistesse, sarebbe il male in persona. Preferisco negarlo piuttosto che addossargli la responsabilità del male*.[203]

Come si vede il dibattito sul quale ci siamo soffermati è di natura essenzialmente teologica. Il pensiero laico e la filosofia (che, beninteso, non coincidono necessariamente tra loro) vi hanno recato un contributo critico *dall'esterno*. I non credenti non sono coinvolti direttamente nella ricerca delle radici metafisiche del male. Queste radici, per loro, sono terrene e vanno trovate, come si è detto, all'interno della storia dell'evoluzione degli organismi viventi che chiama in causa la biologia, la neurofisiologia, l'antropologia (e la paleoantropologia), l'etologia, la psicologia e, insomma, tutte quelle discipline che possono concorrere a spiegare come si è sviluppata la sensibilità dolorifica e come è

---

201 Cfr. A.D. SERTILLANGES, o.c., pp. 44-45.

202 Riportato in *Giobbe* (a cura di G. Ravasi), cit., p. 70.

203 Riportato in *Giobbe* (a cura di G. Ravasi), cit., p. 71.

possibile contenerne, attenuarne o eliminarne quelli che, pressoché unanimemente,[204] ne appaiono le distorsioni e gli eccessi. Sullo stesso piano si colloca l'indagine su quel tipo di sofferenze che gli uomini si infliggono reciprocamente, in modo diretto o indiretto e nelle forme più svariate.

---

204 "Quasi unanimemente". Vi sono delle eccezioni come quella di Ivan Illich che, con varie, brillanti (e non trascurabili) argomentazioni, muove aspre critiche alla medicina contemporanea e al costume che la sostiene), in quanto volta, a suo giudizio, siamo dinanzi a una vera espropriazione del dolore e del suo significato: *Il soffrire, il guarire e il morire, che sono attività essenzialmente intransitive che ognuno apprende dalla cultura, vengono ora rivendicate dalla tecnocrazia alla sua gestione e considerate come disfunzioni dalle quali le popolazioni vanno liberate per mezzo di strumenti istituzionali.* (Ivan ILLICH, *Nemesi medica. L'espropriazione della salute*, Milano, Mondadori 1977, p. 145). E ancora: *L'individuo diventa incapace di accettare le sofferenze come una componente inevitabile del suo consapevole confronto con la realtà e impara a vedere in ogni malessere il regno di un proprio bisogno di protezione o riguardo.* (ib., p. 147). – *Il dolore diventa oggetto di controllo da parte del medico anziché occasione per chi lo soffre di vivere responsabilmente la propria esperienza. È la professione a decidere quali sono i dolori autentici, quali hanno una base somatica e quali una psichiatrica, quali sono immaginari e quali simulati* (ib., p. 152). Ecc.

BIBLIOGRAFIA

N.B.: Vengono qui citate quasi esclusivamente le fonti consultate.

STORIE DELLA MEDICINA

BUSACCHIO, VINCENZO; BERNABEO, RAFFAELLO A., *Storia della medicina*, (seconda ed.), Bologna, Pàtron 1978, pp. 354

CASTIGLIONI, ARTURO, *Storia della medicina*, voll. 2, Milano, Mondadori 1948, pp. 1002 compl.

COSMACINI, GIORGIO, *Storia della medicina e della sanità in Italia: dalla peste europea alla guerra mondiale, 1348-1918*, Roma, Laterza 1995, pp. XIV, 448

COSMACINI, GIORGIO, *Storia della medicina e della sanità nell'Italia contemporanea*, Roma, Laterza 1994, pp. XI, 424

DE RENZI, SALVATORE, *Storia della medicina in Italia*, Napoli, Tip. Filiatre-Sebezio, voll. 5 [1844-49]

GARRISON, FIELDING H., *An Introduction to the History of Medicine*, Philadelphia and London, W.B. Saunders

Company 1922 (third ed.), pp. 942

GRMEK, MIRKO D. (a cura di), *Storia del pensiero medico occidentale*, voll. 3, Roma-Bari, Laterza 1993-1998

GUTHRIE, DOUGLAS, *Storia della medicina*, Milano, Feltrinelli 1967, pp. 447

HAEGER, KNUT, *Storia illustrata della chirurgia*, Roma, Il Pensiero Scientifico Editore 1989, pp. 288

Histoire générale de la médecine, de la pharmacie, de l'art dentaire et de l'art vétérinaire, Paris, Albin Michel 1936, voll. 2

MACONI, GIOVANNI, *Storia della medicina e della chirurgia*, Milano, Casa Editrice Ambrosiana 1991, pp. X, 374

MAJOR, RALPH H., *Storia della medicina*, Firenze, Sansoni 1959, pp. XXIX, 443

NULAND, SHERWIN B., *I figli di Ippocrate. Storia della medicina dagli antichi greci ai trapianti d'organo*, Milano, Mondadori 1994, pp. IX, 498

PAZZINI, ADALBERTO, *Storia della medicina*, vol. I: *Medicina primitiva*, Milano-Roma, Editoriale "Arte e storia" 1941, pp. 366

REUTTER DE ROSEMONT, L., *Histoire de la pharmacie à travers les âges*, voll. 2, Paris, J. Peyronnet & C.ie Éditeurs 1931

SINGER, CHARLES; UNDERWOOD, E. ASHWORTH, *A short history of medicine*, Oxford, Clarendon Press 1962 (2nd ed.), pp. 854

SOURNIA, JEAN-CHARLES, *Storia della medicina*, Bari, Edizioni Dedalo 1994, pp. 407

Studi (Gli) di psicologia in Italia: aspetti teorici, scientifici e ideologici (a cura di Guido Cimino e Nino Dazzi) – *Introduzione alla storia della psicologia e della neurofisiologia nel XX secolo. Saggi di Guido Cimino*, Pisa, Domes Galilaeana 1980, pp. 257

TRIDENTE, MARCO, *Manuale di storia della medicina*, Città di Castello 1948, pp. 491

RIVISTE

"Algologia", Rivista semestrale di studi sul dolore, Firenze, Marrapex 1982≡ / "ALR. Rivista di anestesia loco-regionale e terapia antalgica", Padova, San Marco [1992]≡ / "Giornale di medicina critica, terapia antalgica e cure palliative", Trieste, Tergestum scientific press 1989≡ / "Pathos: rivista di algologia clinica e sperimentale", Agrate, Publiem [1994]≡ / "Rivista (La) italiana della clinica del dolore", Roma, A. Delfino [1989]≡

IL DOLORE NELLA MEDICINA E NELLE SCIENZE PSICO-SOCIALI

Approccio multidisciplinare al dolore: atti del Convegno tenuto presso il C.N.R., Roma, 6-7 dicembre 1985, Napoli, L'antologia 1986, pp. 288

"Associazione italiana per lo studio del dolore", *9° Congresso nazionale AISD, Sorrento: 2-4 maggio 1986*, (a cura di Renato Cuocolo, Stefano Ischia, Mario Tiengo), Bologna, Monduzzi 1987, pp. 438

"Associazione italiana per lo studio del dolore", *11° Congresso nazionale AISD, L'Aquila, 2-4 giugno 1988*, Napoli, L'antologia 1988, pp. 574

"Associazione italiana per lo studio del dolore", *12° Congresso nazionale AISD,* Bologna, Monduzzi 1990, pp. 478

"Associazione italiana per lo studio del dolore", *13° Congresso nazionale AISD, Copanello, 25-27 maggio 1990*, (a cura di B. Amantea), Bologna, Monduzzi 1990, pp. 450

"Associazione italiana per lo studio del dolore", *14°*

Congresso nazionale AISD, Alghero, 9-12 maggio 1991, Bologna, Monduzzi 1992, pp. 312

BALDISSERA, FAUSTO; PACE, GIOVANNI MARIA, *No al dolore*, Milano, Feltrinelli 1980, pp. 234

BOND, MICHAEL R., *Il dolore. Natura, analisi e terapia*, Roma, A. Delfino 1981, pp. 198

BONICA, JOHN, *Il dolore: diagnosi, prognosi, terapia*, Milano, Vallardi 1959, pp. XXXII, 1162

BONICA, JOHN, *Il dolore*, Roma, A. Delfino 1983, pp. 438

BUYTENDIJK, FREDERICK JACOBUS JOHANNES, *De la douleur*, Paris, P.U.F. 1951, pp. XVI, 159

"Convegno sul dolore nel malato neoplastico (1981 – Modena)", *Atti del Convegno su "Il dolore nel malato neoplastico; Modena, 23 gennaio 1988"* (a cura di D. De Maria e G. Daya), S.l., s.n. [Modena, Mucchi] 1989, pp. 51

Corso pratico internazionale di aggiornamento sulla terapia del dolore (1°): Villa Morosini, Altavilla (Vicenza), 22-27 settembre 1980 (a cura di R. Rizzi, M. Visentin), S.l., s.e. [Vicenza, Tipo-Lito Palladio] 1981, pp. 391

COUSINS, MICHAEL J.; BRIDENBAUGH, PHILLIP O., *Il*

blocco nervoso in anestesia e nel trattamento del dolore, Padova, Piccin Nova Libraria 1986, pp. XV, 732

Dolore e angoscia di morte: un approccio clinico e psicodinamico (a cura di Giordano Fossi e Paola Benvenuti), Roma, Borla [1988], pp. 214

Dolore (Il): problemi di fisiopatologia e terapia (a cura di C.A. Pagni, P. Procacci, V. Ventafridda), Verona, Libreria Cortina 1979, pp. 336 (Atti del secondo Convegno nazionale dell'Assoc. italiana per lo studio del dolore, Siena, 21-22 maggio 1978)

Dolore (Il) oncologico (organizzato da "Istituto scientifico per lo studio e la cura dei tumori", Genova; Istituto di oncologia dell'Università di Genova; Lega italiana per la lotta contro i tumori), S.l, s.e. [Genova, Grafica L.P.] [1981], pp. 112

"Enciclopedia giuridica italiana", vol. XV, parte III, Milano, Società Editrice Libraria 1910: *Suicidio (istigazione o aiuto a)* (di Pio Viazzi), pp. 688-711

Fabrique (La) de la Pensée: La découverte du cerveaux, de l'art de la mémoire aux neurosciences (aux soins de Pietro Corsi), Milano, Electa 1990, pp. 360

First World Congress on pain: Sponsored by International Association for the Study of Pain. Abstracts (Editors: J-J- Bonica et al.) *Florence, September 5-8,*

1975, Firenze, Tip. Artigiana fiorentina 1975, pp. 333

FRANCHI, GIUSEPPE; TIENGO, MARIO, *La terapia del dolore cronico: metodi farmacologici e tecniche neurochirurgiche*, Roma, C.I.C., Edizioni internazionali gruppo editoriale medico 1982, pp. 143

FREUD, ANNA (e altri), *L'aiuto al bambino malato*, (a cura di Ruth S. Eissler, Anna Freud, Marianne Kris e Albert J. Solnit), Torino, Boringhieri 1987, pp. 286

FREUD, ANNA; BERGMANN, THESI., *Bambini malati*, Torino, Boringhieri 1974, pp. 159

GREISSING, HANS; ZILLO, ADRIANA, *Zilgrei: il metodo per eliminare subito il dolore*, Milano, Mondadori 1980, pp. 180

GUSLANDI, MARIO, *Il dolore addominale*, Milano, Istituto De Angeli 1985, pp. 58

ILLICH, IVAN D., *Nemesi medica. L'espropriazione della salute*, Milano, Mondadori 1977, pp. 305

Incontro oncologico dell'ospedale Luigi Sacco sul tema "Dolore e sofferenza nel malato tumorale: Milano, 24 marzo 1983 (a cura di Fulvio Giovigo), S.l., s.n. 1984 [Cusano Milanino, Arti GraficheColombo] 1984, pp. 174

"International Association for the Study of Pain", *Pain:*

proceedings of the Joint meeting of the European chapters of the International association for the study of pain: Abano Terme, 15-21 May 1983 (edited by R. Rizzi, M. Visentin,), [Padova], Piccin; London, Butterworths 1984, pp. XII, 488

LEFORT, JOSÉ, *Trattamento naturale del dolore: i metodi analgesici naturali e ortobiologici per vincere il dolore fisico senza dipendenza dai farmaci e senza intossicarsi*, Quart (Aosta), Musumeci 1984, pp. 143

LIPTON, SAMPSON, *Il trattamento del dolore cronico*, Verona, Ediz. Libreria Cortina 1982, pp. 155

LIPTON, SAMPSON, *La terapia del dolore nella pratica clinica*, Roma, A. Delfino 1982, pp. XV, 407

LORÉ, COSIMO, *Medicina e dolore*, in "Algologia", I, 17 (1982)

LORÉ, COSIMO; DI GIORGI, S.; POGLIANO, C., *Tortura e dolore*, in "Algologia", 1, (I) 1983

MAINARDI PERON, ERMINIELDA, *Ansia e dolore. La prospettiva comportamentale*, Pordenone, Eripi editrice [Passons (UD), Litografia Erredue] 1988, pp. 85

MELZACK, RONALD; WALL, D. PATRICK; *La sfida del dolore*, Padova, Piccin [1988], pp. X, 370

MESSERI, ANDREA; ROMITI, MASSIMO (a cura di), *Il dolore nel bambino; attualità e strategie terapeutiche; seminario di studio; Firenze, 31 ottobre 1992; Centro studi CISL*, S.l., s.n [1992?] [Firenze, B. Pochini], pp. 73

MOORE, BARRINGTON, jr., *Riflessioni sulle cause sociali della sofferenza umana e su alcune proposte per eliminarle*, Milano, Comunità 1974, pp. 250

MOUNTCASTLE, V.B., *Medical Physiology*, St. Louis, Mosby Comp. 1979 (tr. it.: *Trattato di fisiologia medica*, Padova, Piccin 1973) – 1984-85 (terza ed. italiana), voll. 2, pp. XI; XII, 2395

"Ordine dei farmacisti della provincia di Firenze", *Corso di aggiornamento professionale (7°; 1985; Firenze). 7° corso di aggiornamento professionale: la terapia del dolore*, S.l., s.n. [Firenze, M.C.S.], pp. 44

PROCACCI, Paolo, *Il dolore: problemi di fisiopatologia e terapia*, Verona, Libreria Cortina 1979, pp. 336

PROCACCI, Paolo, *Dispense di fisiologia umana*, Firenze, Tipo-lito Nuova Grafica Fiorentina 1974, pp. 174

PROCACCI, Paolo, *La terapia del dolore con mezzi fisici. Atti del Corso di aggiornamento tenuto al 16 Congresso nazionale AISD. Siena 1993*, Padova, A.I.R.A.S. [1992], pp. 132

Psicologia, fisiopatologia e terapia del dolore: convegno di algologia, corso di aggiornamento: Cortona (AR), Palazzo Casali 1984: atti, S.l., s.e. [Cortona, Nuova tipografia sociale] [1987?], pp. 207

RACAGNI, GIORGIO, *Farmaci nella terapia del dolore*, Milano, Ed. Ermes 1985, pp. XIX, 340

"Regione Siciliana. Assessorato alla sanità. Centro regionale di Rianimazione", *Corso di aggiornamento in anestesia, rianimazione e terapia del dolore (1°): Atti (Palermo, 28 febbraio – 1 marzo 1975)*, Milano, IDOS [1975?], pp. 300

"Regione Toscana – U.O. di anestesia e rianimazione pediatrica – Ospedale A. Meyer Firenze – Centro Formazione e Aggiornamento della USL/10E, Firenze", *Seminario di studio. Il dolore nel bambino: attualità e strategie terapeutiche, Firenze, 31 ottobre 1992, "Centro Studi CISL – Firenze"*, Firenze, Tip. B. Pochini, s.d., pp. 73

RIPOLI, MILENA, *Medico e dolore: aspetti attuali di fisiopatologia e terapia del dolore*, [Milano], S. Pinelli [1983], pp. 111

SERGI, SERGIO; CAPIGATTI, SIMONA; DEL PRETE, ANNA MARIA, *Il dolore del bambino: ricerca sulle forme, la dimensione e il contenimento della sofferenza infantile*, Pistoia, Cooperativa Centro di Documentazione 1982, pp. 118

SHONE, NEVILLE, *Affrontare il dolore fisico*, Bologna, Calderini 1994, pp. XXI, 186

Simposio interdisciplinare di algologia, 1, Torino, 1982, Progressi nelle strategie contro il dolore: 1° simposio interdisciplinare di algologia: Torino, 23-24 aprile 1982, Roma, A. Delfino 1983, pp. XIII, 208

TABANELLI, MARIO, *Tecniche e strumenti chirurgici del XIII e XIV secolo*, Firenze, Olschki 1973, pp. 174

TARSIA IN CURIA, LUDOVICO, *Sensazioni, dolore in chirurgia: conferenza tenuta presso la Società medica triestina l'8 aprile 1960*, Napoli, Est. della stampa [1961?], pp. 45

TIENGO, MARIO; ZOPPI, MASSIMO, *Guarire dal dolore*, Milano, Biblioteca universale Rizzoli 1995, pp. 363

Trattato enciclopedico di anestesiologia rianimazione e terapia intensiva (diretto da: proff. Gualtiero Bellucci, Giorgio Damia, Alessandro Gasparetto), voll. 7, Padova, Piccin 1990 [solo tre volumi]

WIENER, STANLEY, *Dolore acuto: diagnosi differenziale topografica*, Milano [etc.], Mc Graw Hill libri Italia 1995, pp. X, 916

CONCEZIONI TEOLOGICHE E FILOSOFICHE

AMALFITANO, DOMENICO, *La croce speranza del cristiano*, Milano, OR 1972, pp. 89

BALTHASAR, HANS URS (von), *Il cristiano e l'angoscia*, Milano, Jaca Book 1987, pp. 91

BALTHASAR, HANS URS (von), *Dio e la sofferenza*, Casale Monferrato, Piemme 1988, pp. 55

BALTHASAR, HANS URS (von), *Teologia dei tre giorni: mysterium Paschale*, Brescia, Queriniana 1990, pp. 246

BALTHASAR, HANS URS (von), *Sperare per tutti*, Milano, Jaca Book 1997, pp. VI, 179

BARBE, ROBERT HENRI, *Nel segno della sofferenza*, Milano, Editrice Ancora 1962, pp. 230

BARRA, GIOVANNA (a cura di), *Dolore e amore*, Alba, Edizioni Paoline 1959, pp. 264

BARRACO, NINO, *Fratello che soffri*, Collevalenza (Todi), L'amore misericordioso 1975, pp. 30

BERTRANGS, ALBERT A., *Il dolore nella Bibbia*, Bari, Edizioni Paoline 1968, pp. 99

CANONICI, ENZO, *Dolore che salva: la sofferenza umana e le missioni* (terza ed. aggiornata con il Catechismo della Chiesa Cattolica), S. Maria degli Angeli, Assisi, Porziuncola 1993, pp. 271

"Centro di studi sulla spiritualità medievale", *Convegni del Centro di studi sulla spiritualità medievale: 5. Il dolore e la morte nella spiritualità dei secoli XII e XIII: 7-10 ottobre 1962*, Todi, Presso l'accademia tudertina 1967, pp. 382

"Centro volontari della sofferenza (Roma)", *I volontari della sofferenza e la Chiesa; cenni, documenti*, Roma, Esse-Gi-Esse [1972], pp. 138

CINÀ, GIUSEPPE, *Sofferenza e salvezza: fenomenologia e riflessione teologica*, Roma, Camillianum 1993, pp. III, 140

DI GIOVANNI, ALBERTO, *Il dolore*, Brescia, La Scuola 1988, pp. 280

Dizionario teologico (diretto da Heinrich Fries), vol. I, Brescia, Queriniana 1968, pp. 769 voce "Dolore" (di J. Scharbert), pp. 520-528

Dolore, malattia, salvezza: ebraismo, cristianesimo, induismo, buddhismo, Milano (a cura del centro interreligioso Henri Le Saux), Milano, Grafiche Boniardi 1988, pp. 175

D'ONOFRIO, FELICE, *Dolore e speranza: valori bioetici*, Napoli, D'Auria [1993], pp. 61

"Enciclopedia cattolica", XI, Città del Vaticano [Firenze, Sansoni], s.d. – *Sofferenza*

FLICK, MAURIZIO; ALSZEGHY, ZOLTAN, *Il mistero della Croce: saggio di teologia sistematica*, Brescia, Queriniana 1978, pp. 467

FRANKL, VIKTOR E., *Homo patiens: soffrire con dignità*, Brescia, Queriniana 1998, pp. 136

FRANKL, VIKTOR E., *Un significato per l'esistenza: psicoterapia e umanismo*, Roma, Città nuova [1982], pp. 194

GALOT, JEAN, *Il mistero della sofferenza di Dio*, Assisi, Cittadella editrice 1975, pp. 195

GALOT, JEAN, *Perché la sofferenza?*, Milano, Ancora 1986, pp. 211

GAROFALO, ROSANNA, *Sopra le ali dell'aquila: quando il dolore s'alza in volo*, Milano, Ancora 1993, pp. 316

GEI, FAUSTO, *Brevi meditazioni e aforismi cristiani sulla sofferenza*, Milano, Ed. Ancora 1961 (seconda ed.), pp. 47

GUIDUCCI, PIER LUIGI; PARISI, PINA, *Costruire speranza nel mondo dei cancerosi. Contributo all'approfondimento in atto nella Chiesa italiana sul tema Evangelizzazione e promozione umana*, Palermo, A. Cappugi 1975, pp. 195

KIERKEGAARD, SÖREN AABYE, *Puoi soffrire con gioia*, Torino, P. Gribaudi [1972], pp. 139

LARCHET, JEAN CLAUDE, *Teologia della malattia*, Brescia, Queriniana [1993], pp. 141

LATOURELLE, RENÉ, *L'uomo e i suoi problemi alla luce di Cristo*, Assisi, Cittadella 1995, pp. 459

LEMME, OSVALDO, *Le aporie del dolore*, L'Aquila, L.O. Japadre 1968, pp. 195

LEWIS, CLIVE STAPLES, *Il problema della sofferenza*, Roma, G.B.U. 1988, pp. 135

MATTEUCCI, BENVENUTO, *Lettere sul dolore di P. Claudel, E. Mounier, L. Bloy, B. Pascal*, Firenze, Libreria editrice fiorentina 1988, pp. 103

McDERMOTT, JOHN, *La sofferenza umana nella Bibbia*, Napoli, Ediz. dehoniane 1990, pp. 199

MORAVIA, SERGIO, *L'esistenza ferita: modi di essere,*

sofferenze, terapie dell'uomo nell'inquietudine del mondo, Milano, Felrinelli 1999, pp. 302

NATOLI, SALVATORE, *L'esperienza del dolore. Le forme di patimento nella cultura occidentale*, Milano, Feltrinelli 1988, pp. 277

OLIVETTI, MARCO M. (a cura di), *Teodicea oggi?*, Roma, Centro Internazionale di studi umanistici 1988, pp. 720

PANGRAZZI, ARNALDO, *Perché proprio a me? Che cosa ho fatto di male? Perché il Signore permette il dolore? E perché non interviene?*, Milano, Figlie di S. Paolo [Torino, Nuova Oflito] 1995, pp. 127

[PAULUS (papa; 6)], *Sublimità e valore della sofferenza cristiana: discorso di S.S. Paolo 6 alle inferme della Clinica Regina Apostolorum*, Roma, Edizioni Paoline 1963, pp. 8

PIANU, SALVATORE, *Il Concilio ecumenico Vaticano II di fronte alla sofferenza umana. Estratto dalla dissertazione presentata per il conseguimento della laurea in s. teologia*, San Gavino Monreale (Cagliari), Tip. editrice artigiana 1974, pp. 77

Pio XII e l'umana sofferenza, Roma, Ed. Paoline 1961, pp. 874

QUINZIO, SERGIO, *La speranza nell'Apocalisse*, Roma, Ed. Paoline 1984, pp. 175

RAHNER, KARL, *Una visitatrice scomoda: riflessioni sulla malattia*, Brescia, Queriniana 1993, pp. 95

RAMSEYER, GASTON, *La guarigione interiore positiva: Freud e Gesù*, Marchirolo (VA), Editrice Uomini Nuovi 1988, pp. 111

ROSA, FABIO, *Il mio nome è sofferenza: le forme e la rappresentazione del dolore*, Trento, Dipartimento di scienze filologiche e storiche 1993, pp. 410

SAUER, RALPH, *I bambini interrogano sulla sofferenza: stimoli per un dialogo educativo*, Leumann (Rivoli), Elle Di Ci 1991, pp. 99

SCARRY, ELAINE, *La sofferenza del corpo, la distruzione e la costruzione del mondo*, Bologna, Il Mulino [1990], pp. 526

SERENTHÁ MARIO, *Sofferenza umana: itinerario di fede alla luce della Trinità*, Cinisello Balsamo, Edizioni Paoline [1993], pp. 140

SCHELER, MAX, *Il dolore, la morte, l'immortalità*, Leumann (Rivoli), Elle Di Ci 1983, pp. 131

SERTILLANGES, ANTONIN DALMACE, *Catechismo*

degli increduli, Torino, S.E.I. 1963, voll. 2

SERTILLANGES, ANTONIN DALMACE, *Pensieri sul dolore e la morte*, Torino, Borla 1966, pp. 168

Significato (Il) cristiano della sofferenza, Brescia, Editrice La Scuola 1982, pp. 112

"Società Filosofica Italiana", *Filosofia del dolore: modi e interpretazioni della sofferenza: atti del Convegno nazionale della Società filosofica italiana: Matera, 3.-5 ottobre 1991*, Matera, [Amministrazione Provinciale – Assessorato alla cultura], BMG srl [1991?], pp. 322

SÖLLE, DOROTHEE, *Sofferenza*, Brescia, Queriniana [1976], pp. 276

STEARNS, ANN KAISER, *Per superare i momenti di crisi: come affrontare la sofferenza di una perdita e ritrovare un nuovo equilibrio*, Milano, F. Angeli 1993, pp. 186

STUBNA, KRIS DAVID, *Present suffering as revelatory*, Roma, Tip. Poliglotta della Pontificia Università Gregoriana 1993, pp. V, 153

Sviluppo integrale della persona dell'ammalato, Roma, Centro volontari della sofferenza [1974?], pp. 207

TENTORI, RENATO, *In me la sua gioia; pagine di*

conforto ai malati; pensieri e preghiere, Torino, Leumann Elle Di Ci [1972], pp. 129

TESTI, FRANCO, *Il dolore*, Roma, Ed. Paoline 1965 (terza ed.), pp. 198

TUPINI, GIORGIO, *L'impotenza di Dio; lo scandalo della sofferenza*, Cinisello Balsamo, Edizioni Paoline [1995], pp. 190

GIOBBE E IL PROBLEMA DEL MALE - L'INFERNO

BALTHASAR, HANS URS (von), *Breve discorso sull'inferno*, Brescia, Queriniana 1987, pp. 68

BASADONNA, GIORGIO, *Fino a quando, Signore? Il problema del male*, Milano, Ancora 1991, pp. 99

BIZZOTTO, MARIO, *Il grido di Giobbe. L'uomo, la malattia, il dolore nella cultura contemporanea*, Cinisello Balsamo (Milano), Edizioni San Paolo 1995, pp. 245

BLOCH, ERNST, *Ateismo nel cristianesimo: per la religione dell'Esodo e del Regno*, Milano, Feltrinelli 1990, pp. 335

BONORA, ANTONIO, *Il contestatore di Dio. Giobbe,*

Torino, Marietti 1978, pp. 87

BONORA, ANTONIO, *Dio e l'uomo sofferente: riflessioni sul libro di Giobbe*, Cinisello Balsamo, Edizioni Paoline 1990, pp. 135

BORGONOVO, GIOVANANTONIO, *La notte e il suo sole: luce e tenebre nel libro di Giobbe: analisi simbolica*, Roma, Pontificio Istituto Biblico 1985, pp. XIII, 498

BOUSQUET, FRANÇOIS, *Lo scandalo del male*, Padova, Edizioni Messaggero 1989, pp. 64

CERONETTI, GUIDO (a cura di), *Il libro di Giobbe*, Milano, Adelphi 1981, pp. 291

CHANTEUR, JANINE, *Giobbe perché: dialogo di una madre*, Assisi, Cittadella 1992, pp. 107

CHIEREGATTI, ARRIGO, *Giobbe: lettura spirituale*, Bologna, EDB [1995], pp. 235

CIAMPA, MAURIZIO (a cura di), *Domande a Giobbe, interviste sul problema del male*, Roma, Città Nuova 1989, pp. 172

COX, DERMOTT, *The triumph of impotence: Job and the tradition of the absurd*, Roma, Università Gregoriana 1978, pp. 187

DI MARZIO, GIULIO, *Giobbe*, Napoli, Edizioni scientifiche italiane [1992], pp. 62

EISENBERG, JOSY; WIESEL, ELIE, *Giobbe, o Dio nella tempesta*, Torino, S.E.I. 1989, pp. 376

FEDRIZZI, PIO (a cura di), *Giobbe*, Torino-Roma, Marietti 1992, pp. XII, 286

FIORE, CARLO, *Nostro fratello Giobbe*, Leumann (Rivoli), Elle Di Ci 1986, pp. 32

GIANOTTO, CLAUDIO (a cura di), *Le domande di Giobbe e la razionalità sconfitta*, Trento, Università degli Studi – Dipartimento di Scienze filologiche e storiche 1995, pp. 212

Giobbe. Nuova versione critica (a cura di Dario Gualandi), Roma, P.U.G. 1976, pp. XVI, 240

GIRARD, RENÉ, *L'antica via degli empi*, Milano, Adelphi [1994], pp. 205

GREGORIO MAGNO (San), *Opere*: 1. *Commento morale a Giobbe*, Roma, Città Nuova

GUINAN, MICHAEL, *Giobbe*, Brescia, Queriniana 1997, pp. 123

GUTIERREZ, GUSTAVO, *Parlare di Dio a partire dalla*

sofferenza dell'innocente: una riflessione sul libro di Giobbe, Brescia, Queriniana [1986], pp. 203

IOANNES, CHRISOSTOMOS (Santo), *Commentaire sur Job*, Paris, Les éditions du Cerf 1988, voll. 2

IOANNES PAULUS II, papa, *Giobbe ed altri inediti: un dramma e sei poesie*, Città del Vaticano, Libreria Editrice Vaticana 1982, pp. 139

JOURNET, CHARLES, *Il male: saggio teologico*, Torino, Borla 1963, pp. 349

JUNG, CARL GUSTAV, *Risposta a Giobbe* [1952], Torino, Boringhieri 1992, pp. XII, 196

KITAMORI, KAZOH, *Teologia del dolore di Dio*, Brescia, Queriniana 1975

LEIBNIZ, GOTTFRIED W. (von), *Saggi di teodicea sulla bontà di Dio, la libertà dell'uomo e l'origine del male*, Milano, Fabbri 1996 (vol. II: pp. 237-520)

LIPPERT, PETER, *Giobbe parla con Dio*, Roma, Studium 1964 (terza ed.), pp. 175

MAGGIONI, BRUNO, *Giobbe e Qohelet: la contestazione sapienziale nella Bibbia*, Assisi, Cittadella 1989, pp. 109

MARITAIN, JACQUES, *Dio e la permissione del male*, Brescia, Morcelliana 1965 [1977], pp. 200

MARTELET, GUSTAVE, *Libera risposta ad uno scandalo: la colpa originale, la sofferenza e la morte*, Brescia, Queriniana 1987, pp. 210

MINOIS, GEORGES, *Piccola storia dell'inferno*, Bologna, Il Mulino 1995, pp. 126

MOLTMANN, JÜRGEN, *Esperienze di Dio: speranza, angoscia, mistica*, Brescia, Queriniana [1981], pp. 113

MORETTO, GIOVANNI, *Giustificazione e interrogazione: Giobbe nella filosofia*, Napoli, Guida 1991, pp. 295

MURA, GASPARE, *Angoscia ed esistenza da Kierkegaard a Moltmann; Giobbe e la sofferenza di Dio*, Roma, Città Nuova 1982, pp. 224

NEHER, ANDRÉ, *L'esilio delle parole: dal silenzio biblico al silenzio di Auschwitz*, Casale Monferrato, Marietti 1983, pp. 253

NEMO, PHILIPPE, *Giobbe e l'eccesso del male*, Roma, Città Nuova 1981, pp. 188

NEUSCH, MARCEL, *Il male*, Brescia, Queriniana 1992, pp. 134

PETIT, FRANÇOIS, *Le problème du mal*, Catania, Edizioni Paoline 1959, pp. 158

PETRELLI, GIUSEPPE, *Giobbe*, Savona, Tip. Priamar [1966?], terza ed., pp. 31

Problema (Il) della sofferenza «inutile», in "Giornale di Metafisica", n. 3-4 (1982)

Provocazioni (Le) di Giobbe. Una figura biblica nell'orizzonte letterario, Genova, Marietti 1992, pp. 120

RAVASI, GIANFRANCO, *Giobbe*, Roma, Borla 1991 (terza ed.), pp. 849

RICOEUR, PAUL, *Il male: una sfida alla filosofia e alla teologia*, Brescia, Morcelliana 1993, pp. 77

ROTH, JOSEPH, *Giobbe: romanzo di un uomo semplice*, Milano, Adelphi 1992, pp. 195

RUOTOLO, DOLINDO, *Giobbe: il re paziente, il dolore umano, le pene del purgatorio*, Napoli, Apostolato stampa 1988, pp. 489 (terza ed.)

SCHELLING, FRIEDRICH WILHELM JOSEF, *Filosofia della rivelazione* (a cura di A. Bausola), Milano, Rusconi 1997, pp. XCIV, 1568

SEMPLICI, STEFANO, *Dalla teodicea al male radicale:*

Kant e la dottrina illuminista della giustizia di Dio, Padova, CEDAM 1990, pp. 316

SERTILLANGES, ANTONIN DALMACE, *Le problème du mal*, voll. 2 (*L'histoire / La solution*), Paris Aubin 1949-51

SERTILLANGES, ANTONIN DALMACE, *Lo scandalo dell'inferno*, Torino, Elle Di Ci 1959, pp. 59

STÉVENY, GEORGES, *Nel labirinto di Giobbe: come affrontare l'enigma della sofferenza?*, Falciani (Impruneta). ADV [1996], pp. 140

SUSMAN, MARGARETE, *Il Libro di Giobbe e il destino del popolo ebraico*, Firenze, Giuntina 1999, pp. 163

TOMMASO D'AQUINO, *Teodicea: estratti della Somma teologica*, Messina-Firenze, D'Anna 1969, pp. 188

TOMMASO D'AQUINO (san), *Commento al libro di Giobbe*, Bologna, ESD [1995], pp. 523

TUROLDO, DAVID MARIA, *La Parabola di Giobbe*, Cernusco sul Naviglio, CENS [1992], pp. 347

VARILLON, FRANÇOIS, *La sofferenza di Dio: note teologiche e spirituali*, Roma, Città Nuova 1989, pp. 103

VORGRIMLER, HERBERT, *Storia dell'inferno*, Casale

Monferrato, Piemme 1995, pp. 125

WEISER, ARTHUR, *Giobbe* [traduzione e commento], Brescia, Paideia 1975, pp. 412 [fa parte di *Antico Testamento*, a cura di A. Weiser, n. 13]